Deepak Jose
Sowmya B.
Ann Thomas

Propriedades físico-químicas da saliva em crianças infectadas pelo VIH

Deepak Jose
Sowmya B.
Ann Thomas

Propriedades físico-químicas da saliva em crianças infectadas pelo VIH

ScienciaScripts

Imprint

Any brand names and product names mentioned in this book are subject to trademark, brand or patent protection and are trademarks or registered trademarks of their respective holders. The use of brand names, product names, common names, trade names, product descriptions etc. even without a particular marking in this work is in no way to be construed to mean that such names may be regarded as unrestricted in respect of trademark and brand protection legislation and could thus be used by anyone.

Cover image: www.ingimage.com

This book is a translation from the original published under ISBN 978-620-7-99819-7.

Publisher:
Sciencia Scripts
is a trademark of
Dodo Books Indian Ocean Ltd. and OmniScriptum S.R.L publishing group

120 High Road, East Finchley, London, N2 9ED, United Kingdom
Str. Armeneasca 28/1, office 1, Chisinau MD-2012, Republic of Moldova, Europe
Printed at: see last page
ISBN: 978-620-8-03885-4

CONCLUSÃO

INTRODUÇÃO

Entre as doenças orais, a cárie dentária é a doença crónica mais comum da humanidade. Afecta as pessoas independentemente do seu sexo, estrato socioeconómico, raça e idade.[1, 2] A cárie dentária é um processo complexo e dinâmico em que uma multiplicidade de factores influencia e inicia a progressão da doença.[1]

Um dos factores mais importantes que influenciam o desenvolvimento da cárie dentária é a saliva.[1]

"A saliva não tem o drama do sangue, a sinceridade do suor e o apelo emocional das lágrimas" (Mandel 1990)[3, 4].

A saliva promove a saúde oral e, por conseguinte, a falta da sua secreção contribui para o processo de doença. A alteração das propriedades físico-químicas da saliva, como a diminuição do caudal salivar, do pH, da capacidade de tamponamento e do cálcio, desempenha um papel importante no desenvolvimento da cárie dentária.[1]

Uma baixa taxa de fluxo combinada com um efeito tampão baixo ou moderado indica claramente uma fraca resistência salivar contra o ataque microbiano (Lagerlof e Oliveby, 1994).[5, 6] Curiosamente, embora a taxa de secreção de saliva estimulada diminua à medida que o grau de desnutrição aumenta, o efeito tampão aumenta. A explicação para este fenómeno ainda não é clara, mas foi relatada uma correlação significativa entre o grau de desnutrição e a gravidade da cárie (Johansson *et al*, 1992)[7].

Durante os períodos de repouso, quando não se come, não se bebe ou não se pensa em tais coisas, as glândulas salivares produzem saliva não estimulada ou em repouso, com 65% da saliva em repouso produzida pelas glândulas submandibulares a produzir menos tampão, o pH da saliva em repouso é normalmente inferior ao da saliva estimulada. Se o pH da saliva em repouso for demasiado baixo (inferior a 6,6), o biofilme saudável pode transformar-se em biofilme cariogénico[8] .

A capacidade tampão da saliva, tanto não estimulada como estimulada, envolve três sistemas tampão principais: o bicarbonato (HCO-3), o fosfato e os sistemas tampão proteicos. Uma vez que a maior parte da capacidade de tamponamento salivar é operativa durante a ingestão de alimentos e a mastigação é devida ao sistema de bicarbonato (baseado no equilíbrio HCO "3 + H+ <=> CO2 + H2O), um fluxo suficiente de saliva fornece à cavidade oral os componentes neutralizantes (Birkhed e Heintze, 1989).[9, 10] Os sistemas tampão de fosfato e proteína têm uma contribuição menor para a capacidade tampão salivar total, em relação ao sistema de bicarbonato. O sistema de fosfato é, em princípio, análogo ao sistema de bicarbonato, mas sem a importante capacidade de tamponamento de fase e é relativamente independente da taxa de secreção salivar.[5]

Tem sido afirmado que os desequilíbrios nos níveis de radicais livres, espécies reactivas de oxigénio e antioxidantes na saliva podem desempenhar um papel importante no aparecimento e desenvolvimento de cáries dentárias. Assim, a avaliação destes factores na saliva, que podem aumentar o risco de cáries dentárias nos indivíduos, pode abrir caminho para fazer recomendações que respondam especificamente às necessidades de um indivíduo. [1]

As funções preventivas de cárie mais importantes da saliva são o efeito de lavagem e neutralização, geralmente referido como "depuração salivar" ou "capacidade de depuração oral". Em geral, quanto maior a taxa de fluxo, mais rápida é a depuração e maior a capacidade de tamponamento. (Miura et al 1991 e Birkhad e Heintze 1989).[10, 11]

A redução da taxa de fluxo salivar e a concomitante redução dos sistemas de defesa oral podem causar cáries graves e inflamação da mucosa (Daniels et al 1975; Van der Reijden et al 1996)[12] . Os indivíduos com uma taxa de fluxo salivar reduzida apresentam frequentemente uma elevada incidência de cáries (Papas et al, 1993; Spak et al 1994) ou suscetibilidade à cárie.[13, 14]

A proteína total e os antioxidantes totais na saliva aumentaram com a atividade da cárie. A concentração de cálcio na saliva foi mais elevada nas crianças sem cáries.[15]

A Organização Mundial de Saúde (OMS) estima que nascem diariamente 1.600 bebés com VIH (Vírus da Imunodeficiência Humana), enquanto 7.000 jovens entre os 10 e os 24 anos são infectados diariamente. Particularmente preocupantes são os 15,7 milhões de mulheres infectadas pelo VIH, muitas das quais estão em idade fértil e são capazes de transmitir este vírus verticalmente aos seus descendentes.[16]

O VIH em crianças foi detectado pela primeira vez em 1982. Desde então, a infeção propagou-se rapidamente e é atualmente uma causa significativa de morte no grupo pediátrico. A via de transmissão na população pediátrica é principalmente vertical, quer antes (intra-uterina), durante (intra-parto) ou após o nascimento (através da amamentação). No entanto, a maioria das crianças infectadas adquire esta infeção durante o nascimento, através da exposição a sangue infetado e a secreções vaginais cervicais no canal de parto, onde o VIH se encontra em níveis mais elevados no final da gestação e durante o nascimento.[17]

A doença das glândulas salivares associada ao VIH (DGS-VIH) é mais frequente em crianças, até 58% das quais desenvolvem aumento das glândulas salivares, e é comum em crianças infectadas pelo VIH[18] . A taxa de fluxo salivar e a capacidade de tamponamento das crianças seropositivas eram baixas, indicando um elevado nível de xerostomia. Dois importantes factores modificadores influenciam estas patologias de forma incisiva; um é a imunossupressão e o outro é a terapia antirretroviral altamente ativa (HAART). As crianças em uso de HAART apresentaram resultados mais próximos da normalidade, com melhores condições de saúde bucal[19] .

A taxa de fluxo da saliva total não estimulada, submandibular não estimulada, sublingual, parótida estimulada e saliva submandibular e sublingual estimulada está diminuída nas fases iniciais da infeção por VIH.[20] A distribuição de cáries nos grupos VIH positivo e negativo mostrou que as crianças VIH positivas tinham uma distribuição de cáries significativamente diferente, com menos superfícies livres de cáries e um número significativamente maior de superfícies cariadas. As crianças com VIH adquirido perinatalmente correm um maior risco de cárie do que os seus irmãos.[21]

Assim, o principal objetivo do estudo foi avaliar e comparar a taxa de fluxo salivar, o pH, a capacidade de tamponamento, os níveis de cálcio, de proteínas totais e de antioxidantes totais em crianças infectadas pelo VIH, crianças infectadas pelo VIH que recebem terapia antirretroviral (TARV) e crianças saudáveis.

AIM

AIM

Determinar as relações entre a taxa de fluxo salivar, o pH, a capacidade de tamponamento, as proteínas totais, o cálcio e a capacidade antioxidante total e a cárie dentária em crianças infectadas pelo VIH, crianças infectadas pelo VIH que recebem terapia antirretroviral e crianças saudáveis.

OBJECTIVOS

Determinar a taxa de fluxo salivar, o pH, a capacidade de tamponamento, o cálcio e as proteínas totais e a capacidade antioxidante total em crianças infectadas pelo VIH, crianças infectadas pelo VIH sob terapêutica antirretroviral.

Comparar o caudal salivar, o pH, a capacidade tampão, o cálcio e as proteínas totais e a capacidade antioxidante total e a sua relação com a cárie dentária em crianças infectadas pelo VIH, crianças infectadas pelo VIH sob terapêutica antirretroviral e crianças saudáveis

REVISÃO DA LITERATURA

1. **T. Parvinen, M. Larmas (1981),** efectuaram um estudo para determinar a relação entre o caudal salivar estimulado e o pH e as concentrações de lactobacilos e leveduras na saliva e concluíram que o caudal salivar estimulado e o pH estão relacionados com a presença de leveduras. A ocorrência de lactobacilos está relacionada com o pH, enquanto o caudal influencia apenas a concentração de lactobacilos. A taxa de fluxo foi menor e a ocorrência de leveduras foi maior no sexo feminino.[22]

2. **Heintze U, Birkhed DBjörn H (1983),** realizaram um estudo para determinar a taxa de secreção e o efeito tampão da saliva inteira em repouso e estimulada em função da idade e do sexo, em 629 adultos (286 homens e 343 mulheres). Verificaram que a taxa de secreção da saliva em repouso, bem como da saliva estimulada, era significativamente mais baixa para as mulheres do que para os homens. No caso das mulheres, a taxa de secreção em repouso estava negativamente correlacionada com a idade. O efeito tampão foi também significativamente mais baixo nas mulheres, tanto para a saliva em repouso como para a saliva estimulada. Para as fêmeas, o efeito tampão estava positivamente correlacionado com a idade e, por conseguinte, com o avançar da idade, as fêmeas tendiam a aproximar-se dos machos. Independentemente do sexo, a taxa de secreção da saliva em repouso estava altamente correlacionada com a da saliva estimulada. Esta relação foi estabelecida também para o efeito tampão. No entanto, entre a taxa de secreção e o efeito tampão, apenas se observou uma correlação para a saliva estimulada. [23]

3. **Yeh CK, Fox PC, Ship JA, Busch KA, et al (1988),** realizaram um estudo com 13 pacientes positivos para anticorpos anti-HIV, estáveis e em fase inicial, para examinar a hipótese de que os indivíduos infectados com o vírus da imunodeficiência humana tipo 1 (VIH-1) sofrem alterações significativas e específicas nos mecanismos de proteção da cavidade oral antes do aparecimento de infecções oportunistas sistémicas relacionadas com a SIDA. Verificaram que a função salivar da parótida se encontrava geralmente intacta. Em contrapartida, foram detectados vários indicadores de disfunção da glândula submandibular. Em particular, o débito de fluido estimulado estava diminuído e os níveis de lisozima salivar estavam aumentados em relação aos controlos em 50-60%, tanto em condições de repouso como de estimulação. Além disso, a frequência de deteção de albumina em amostras de saliva submandibular foi de aproximadamente 65% em doentes infectados com VIH-1, em comparação com 0% nos controlos. Além disso, a avaliação citológica da mucosa oral revelou um aumento de cinco vezes na prevalência de hifas de cândida em doentes infectados com VIH-1 em comparação com os controlos. E concluíram que os mecanismos normais de defesa oral mostram sinais de comprometimento em indivíduos infectados pelo VIH-1. Sugerimos que (a) os efeitos da infeção pelo VIH-1 são observados precocemente na cavidade oral, (b) o comprometimento dos mecanismos de defesa oral pode facilitar a entrada de microrganismos com um risco acrescido de morbilidade e mortalidade, e (c) a vigilância oral intensiva e os cuidados profilácticos devem fazer parte do tratamento de rotina proporcionado aos doentes com SIDA logo após o reconhecimento da infeção pelo VIH-1. [24]

4. **Wiktorsson AM, Martinsson T, Zimmerman M(1992),** realizaram um estudo para investigar se havia uma diferença na atividade de cárie entre adultos em condições óptimas de

versus áreas com baixo teor de flúor. Foi ainda investigado se esta diferença estava relacionada com níveis elevados de lactobacilos, baixa capacidade tampão e baixa taxa de fluxo salivar, separadamente ou em combinação, entre indivíduos de 30-40 anos que durante toda a sua vida beberam água com uma concentração de flúor representativa da comunidade. Foram avaliados 260 indivíduos que viviam na zona de flúor ótimo e 236 da zona de baixo flúor. Os resultados mostraram que a atividade de cárie é significativamente menor entre os que vivem na zona de flúor ideal. Foi também demonstrado que estas diferenças não podem ser explicadas por diferenças nos níveis de lactobacilos, capacidade tampão e fluxo salivar, nem separadamente nem em combinação. A concentração de flúor na água potável é totalmente decisiva. Não foi demonstrada qualquer diferença nos níveis de lactobacilos entre as áreas com flúor ótimo e baixo. [25]

5. **Johansson I, Saelbtröm A-K, Rajan BP, Parameswaran (1992),** realizaram um estudo para descobrir o efeito da desnutrição crónica na taxa de secreção da saliva e na suscetibilidade a cáries dentárias em crianças indianas. Verificou-se que a desnutrição crónica reduzia a taxa de secreção da saliva estimulada, mas não a da saliva não estimulada. A capacidade tampão salivar diminuiu continuamente à medida que a taxa de secreção diminuía com o nível de desnutrição nas crianças indianas. As crianças malnutridas desenvolveram mais cáries. Assim, pode concluir-se que a desnutrição crónica

em crianças em crescimento aumenta o potencial cariogénico decorrente dos hidratos de carbono fermentáveis.[7]

6. **Helena Tukia-Kulmala, JOrma Tenovuo (1993)** realizaram um estudo para encontrar a variação intra-individual e inter-individual na taxa de fluxo salivar, efeito tampão, lactobacilos e estreptococos mutans entre crianças de 11 a 12 anos de idade em idade escolar e descobriram que a variação intra-individual durante o período de acompanhamento foi encontrada em 63% dos rapazes e em 73% das raparigas. O efeito tampão manteve-se estável em todas as amostragens em 59% dos rapazes e em 42% das raparigas. O efeito tampão foi significativamente mais baixo nas raparigas do que nos rapazes. Os estreptococos mutans foram analisados por um método de cadeira (Strip mutans test) e por cultura em placas de ágar mitis-salivarius-bacitracina (MSB). Os resultados dos dois métodos apresentaram uma correlação muito significativa. Com o teste Strip mutans, não se registou qualquer variação nos resultados do teste em 49% de todos os indivíduos nas seis amostragens, ao passo que a respectiva percentagem para os resultados MSB foi de apenas 19%. Não ocorreu variação nos lactobacilos salivares em apenas 18% dos indivíduos, e em 13% a variação intra-individual foi tão elevada como ≥3 logs. E concluíram que, em jovens adolescentes com uma dentição em desenvolvimento, as alterações simultâneas nos factores comportamentais, hormonais e dietéticos tornam as medições de ponto único dos factores salivares demasiado pouco fiáveis para fins de diagnóstico ou previsão de cáries. [26]

7. **Ava J. Wu, Jonathan A. Ship, Bethesda et al (1993),** realizaram um estudo para encontrar a caraterização das taxas de fluxo das glândulas salivares principais na presença de medicamentos e doenças sistémicas em 293 indivíduos na componente de fisiologia oral do Baltimore Longitudinal Study of Aging. Verificaram que houve uma diminuição global das taxas de fluxo da parótida e da submandibular com o aumento do número de medicamentos e de doenças sistémicas. As taxas de fluxo salivar não estimuladas reduziram-se a zero com o aumento do número de medicamentos e doenças. E concluíram que a saliva submandibular é mais sensível às permutações fisiológicas do que a glândula parótida. Além disso, os indivíduos tratados para doenças sistémicas e que tomam vários medicamentos podem ser mais susceptíveis à hipofunção salivar. [27]

8. **Spak CJ, Johnson G, Ekstrand J (1994),** efectuaram um estudo para encontrar a relação entre a incidência de cáries, a taxa de fluxo salivar e a eficácia do tratamento com gel de flúor em pacientes irradiados e concluíram que, em pacientes com um fluxo salivar não estimulado de > 0,1 ml/min, o tratamento diário com gel de flúor com uma concentração de flúor de 0,42% F foi suficiente para inibir as cáries quase completamente. O uso do gel de 1,23% F não foi superior ao programa de tratamento com gel de 0,42% sozinho. E com uma taxa de fluxo de saliva não estimulada de < 0,1 ml/min, o valor preditivo positivo foi de 80%. O valor correspondente para a taxa de fluxo salivar estimulado < 0,5 ml/min foi de 85%. Pode-se, portanto, prever

que 80% dos pacientes com taxas de fluxo < 0,1 ml/min desenvolverão pelo menos uma lesão cariosa por ano. [10]

9. **Ann Madigan, Patricia A. Murray, Frank Catalanotto et al (1996),** realizaram um estudo em 147 crianças para comparar o estado oral de crianças perinatalmente infectadas pelo VIH com os seus irmãos não infectados que viviam no mesmo ambiente. Encontraram diferenças significativas no número de crianças sem cáries, na experiência anterior de cáries, na desmineralização da sub-superfície e nas bactérias relacionadas com as cáries. E concluíram que as crianças com VIH adquirido no período perinatal correm um maior risco de cárie do que os seus irmãos, mais ainda com o avanço da doença. [15]

10. **Michael W.J Dodds, Dorthea A Johnson, Connie C Mobley, Kathryn M Hattaway (1997),** realizaram um estudo para determinar se existiam quaisquer diferenças na produção e composição da saliva parótida relacionadas com a atividade de cárie entre 85 jovens adultos saudáveis, com ou sem cárie, e concluíram que não existiam diferenças nas taxas de fluxo ou no pH, mas a capacidade tampão era mais elevada nas mulheres do que nos homens, e o K^+ e o Cl^- eram ambos ligeiramente mais elevados no grupo com cárie. As mulheres tinham uma concentração total de proteínas significativamente mais elevada, bem como concentrações mais elevadas de cada um dos componentes proteicos individuais analisados. Não houve diferenças atribuíveis à atividade da cárie. E concluíram que existem diferenças significativas entre os sexos nas concentrações de proteínas salivares. A atividade da cárie pode estar relacionada com algumas alterações dos electrólitos salivares, mas não com a composição proteica.[28]

11. **Kedjarune U, Migasen P, Changbumrung et al (1997),** efectuaram um estudo que comparou a prevalência de cáries dentárias, a composição da dieta e as taxas de fluxo salivar total, juntamente com alguns dos componentes da saliva, entre dois grupos de crianças com idades compreendidas entre os 12 e os 16 anos, um grupo de uma zona urbana e outro de uma zona rural da Tailândia, e concluíram que a prevalência de cáries dentárias era mais elevada nos estudantes que viviam na zona urbana. As crianças da zona rural consumiam uma maior quantidade de hidratos de carbono, que provinham principalmente do arroz pegajoso. Não houve diferença no consumo de proteínas entre os dois grupos, embora as crianças da zona rural consumissem mais proteínas de fontes vegetais. A taxa de fluxo salivar e as concentrações de flúor, cálcio e fosfato foram significativamente mais elevadas no grupo da zona rural, enquanto o pH salivar, a capacidade tampão, as concentrações de proteínas totais e de ureia foram mais elevadas na zona urbana. Não houve correlação entre a ingestão de nutrientes e a composição salivar nas crianças destas duas áreas, o que pode sugerir que os nutrientes da dieta podem não ter um efeito direto na composição salivar, mas notou-se que a taxa de fluxo salivar se correlacionou com a ureia salivar, a albumina e a capacidade tampão em ambas as áreas.[29]

12. **Soto-Rojas AE, Villa AR, Sifuentes-Osornio J(1998),** realizaram um estudo para investigar sinais e sintomas orais em pacientes com síndrome de Sjogren (SS) e para comparar os resultados com um grupo de indivíduos saudáveis. Verificaram que os doentes com SS consideravam que a sua saúde oral era má. A secura oral foi percepcionada como intensa. Os sintomas mais

frequentemente expressos foram: sensibilidade aos ácidos, dificuldade em comer alimentos secos e sensibilidade a alimentos picantes. A secura dos lábios e da língua também se encontrava entre as queixas mais frequentes. Os achados orais dos doentes com SS incluíram cáries cervicais ou atípicas em 83%, língua eritematosa fissurada em 70% e candidíase oral em 74%. Foram encontradas diferenças significativas quando os resultados obtidos nos doentes com SS foram comparados com o grupo saudável. E concluíram que a saúde oral deste grupo de doentes com SS era deficiente. O tratamento adequado da boca seca não foi conseguido, principalmente para os componentes modificáveis, como a cárie dentária e a candidíase oral. Por conseguinte, são obrigatórios planos de tratamento e prevenção. Estas medidas podem ajudar a reduzir o desconforto associado à secura oral e a reduzir a perda dentária. [30]

13. **Lenander-Lumikari M, Laurikainen K, Kuusisto P, Vilja P(1998),** realizaram um estudo entre 26 pacientes adultos com asma que foram comparados com os de 33 controlos não asmáticos para encontrar a taxa de fluxo salivar estimulado e a composição em adultos asmáticos e não asmáticos. O número de dentes permanentes cariados, perdidos e obturados (DMFT), o grau de inflamação periodontal (Índice de Estado Periodontal, PSI), a taxa de fluxo salivar estimulada e as concentrações de

proteínas, lactoferrina, lisozima, mieloperoxidase, peroxidase salivar, cálcio, potássio sódioe tiocianato na saliva total foram comparados. Verificaram que a taxa de fluxo salivar estimulada era mais baixa no grupo asmático do que no grupo de controlo. Não foram encontradas diferenças entre os grupos nos factores de defesa não imunes, exceto na mieloperoxidase. As concentrações de mieloperoxidase foram mais elevadas nos asmáticos do que nos não asmáticos. Não foram encontradas diferenças nas contagens microbianas. Concluiu-se que as taxas de fluxo salivar estimulado diminuem enquanto as concentrações de mieloperoxidase aumentam em pacientes adultos asmáticos em comparação com adultos não asmáticos. As concentrações mais elevadas de mieloperoxidase são explicadas por um PSI mais elevado nos asmáticos. [31]

14. **M.J Larsen, A.F Jensen, D.M Madsen, E.I.F Pearce (1999),** Individual variations of pH, buffer capacity, and concentrations of calcium and phosphate in unstimulated whole saliva, efectuaram um estudo para examinar a variação individual do pH, da capacidade tampão e das concentrações de cálcio e fosfato e compará-la com a variação global das caraterísticas. Verificou-se que, em cada indivíduo, a concentração de cálcio e de fosfato, o pH, o produto iónico da hidroxiapatite e a capacidade tampão variavam consideravelmente ao longo das 7 semanas. A gama individual abrangia frequentemente mais de um terço da gama total. Além disso, em cada uma das variáveis, foi possível encontrar indivíduos individuais cujas amostras cobriam 60% ou mais da gama global, enquanto outros cobriam menos de 10% da gama. Concluiu-se, portanto, que, embora recolhidos à mesma hora do dia, o pH, a capacidade tampão e as concentrações de cálcio e fosfato na saliva total não estimulada de um único indivíduo variam tanto que a caraterização dos indivíduos e da sua saliva com base numa única análise salivar não é fiável e é perigosa.[32]

15. **M. John Hicks, MD Catherine M Flaitz, A. Bruce Carter et al (2000),** realizaram um estudo em 73 crianças até aos 9 anos de idade com transmissão vertical do VIH, que foram avaliadas quanto a cáries na dentição primária no

início e em intervalos de 6 meses ao longo de um período de 30 meses; enquanto 19 crianças infectadas pelo VIH entre os 5 e os 11 anos de idade tiveram a sua dentição permanente avaliada quanto a cáries no início e em intervalos de 6 meses ao longo de um período de 24 meses para determinar o estado das cáries na dentição primária e permanente em crianças infectadas pelo VIH, e para comparar o estado das cáries com a percentagem de CD4 (CD4%) e a categoria de imunossupressão. Verificaram que, durante o período de 30 meses, houve um aumento de quase duas vezes na cárie da superfície do dente primário para as crianças de 2 a 9 anos de idade. O estado livre de cáries na dentição primária diminuiu de 60% na linha de base para 37% no período de 30 meses. Nas crianças de 5 a 11 anos de idade, o DMFS e o DMFT permaneceram relativamente estáveis, enquanto a proporção de indivíduos livres de cárie diminuiu de 72% no início para 50% aos 18 meses. A cárie na dentição decídua aumentou substancialmente para os indivíduos nas categorias de baixa percentagem CDC CD4 e nas categorias de imunossupressão CDC moderada a grave. E concluíram que o estado da cárie na dentição primária em crianças infectadas pelo VIH é consideravelmente superior ao da população pediátrica dos EUA e aumenta com a diminuição da percentagem de CD4 e com a imunossupressão moderada a grave. As crianças infectadas pelo VIH com dentições primárias livres de cáries são menos frequentes do que na população pediátrica dos EUA, e o estado livre de cáries diminui com a idade, menor percentagem de CD4 e imunossupressão moderada a grave. [33]

16. **Catherine Flaitz, Blake Wullbrandt, John Sexton et al (2000),** realizaram um estudo entre 173 crianças romenas infectadas com VIH para descobrir a

prevalência de lesões orodentais. E descobriram que as lesões orais e periorais mais comuns incluíam: candidíase, úlceras, doença das glândulas salivares, gengivite/periodontite ulcerativa necrosante, eritema gengival linear, molusco contagioso labial, verrugas orais, leucoplasia pilosa e herpes zoster. A cárie dentária grave foi registada na maioria das crianças. [34]

17. **Fariba S. Younai, Marvin Marcus, James R. Freed et al (2001),** realizaram um estudo para analisar a relação entre a secura oral auto-relatada e as caraterísticas demográficas, de habilitação, comportamentais, clínicas e de tratamento entre os pacientes positivos para o vírus da imunodeficiência humana (VIH) em cuidados médicos entre a coorte do Estudo de Utilização de Custos e Serviços do VIH, uma amostra probabilística nacionalmente representativa de adultos infectados pelo VIH que recebem cuidados médicos nos Estados Unidos contíguos. Verificaram que 29% dos adultos (64 947 indivíduos) com infeção por VIH que recebem cuidados médicos nos Estados Unidos têm queixas de boca seca. Foi demonstrado que, em comparação com os brancos, os indivíduos de origem étnica hispânica tinham 61% mais probabilidades de referir boca seca. Os desempregados têm 55% mais probabilidades de referir o sintoma de boca seca do que os indivíduos que estão empregados. Em comparação com os não fumadores, os fumadores actuais tinham 36% mais probabilidades de referir boca seca. A utilização de medicamentos antidepressivos e de medicamentos antituberculose/anti-Mycobacterium *avium* (anti-TB/anti-MAC) teve a associação mais forte com a queixa de boca seca. As pessoas que tomavam antidepressivos tinham 55% mais probabilidades de referir boca seca do que as que não tomavam, e os doentes que tomavam medicamentos anti-TB/anti-MAC tinham 46% mais

probabilidades de referir boca seca. Em comparação com as pessoas com carga viral indetetável, os indivíduos com uma carga viral superior a 100 000/mm^3 tinham 151% mais probabilidades de referir boca seca. E concluíram que a otimização da supressão viral, a cessação do tabagismo e a adaptação dos medicamentos antidepressivos e anti-TB/MAC podem ser intervenções promissoras para diminuir os sintomas de boca seca entre os indivíduos infectados pelo VIH. [35]

18. **Srinivas Rao Ponnam, Gautam Srivastava, Kotalh Theruru (2001),** realizaram um estudo com 95 crianças que recebiam HAART, 95 crianças seropositivas que não recebiam HAART e 95 crianças seronegativas para identificar as manifestações orais do VIH em crianças que recebiam HAART. Verificaram que as manifestações do VIH observadas nas crianças que receberam HAART incluem cáries dentárias, doenças periodontais, candidíase, hiperpigmentação, estomatite ulcerosa e um caso de mucocele. Estas manifestações foram comparadas com as de crianças seropositivas que não recebem HAART e com as de crianças seronegativas para encontrar manifestações com significado estatístico. E concluíram que a HAART tinha aumentado os estados livres de doença nas crianças seropositivas que tomavam HAART, prometendo-lhes uma melhor esperança de vida. A incidência de lesões orais pode ainda diminuir com medidas adequadas de higiene oral em crianças infectadas com VIH negativo. [36]

19. **Jung-Wei Chen, Catherine M. Flaitz, Blake Wullbrandt, John Sexton (2003),** realizaram um estudo para estimar a associação de cáries, acumulação de placa bacteriana, saúde gengival e terapia antirretroviral (TA) com a prevalência de lesões orais em 104 crianças romenas infectadas com o vírus

da imunodeficiência humana (VIH). Verificaram que as infecções fúngicas estavam associadas a um aumento da taxa de cáries e de IG. A cárie, a IP e a IG foram associadas a um aumento das lesões orais. A utilização de TA foi associada a uma diminuição das cáries, mas não foi associada a uma diminuição da prevalência de lesões orais. E concluíram que as lesões orais, especialmente a candidíase, são mais comuns em crianças infectadas pelo VIH, com maior experiência de cárie, inflamação gengival e acumulação de placa bacteriana. Em crianças com acesso limitado a cuidados médicos, o papel da saúde oral parece ser importante para diminuir o risco de infecções oportunistas comuns. [37]

20. **V.K. Gopinath, A.R. Arzreanne (2006) realizaram um estudo** para avaliar os efeitos dos testes salivares na avaliação da cárie dentária entre 40 indivíduos com idades compreendidas entre os 18 e os 40 anos (20 indivíduos do grupo de controlo e 20 indivíduos do grupo 1). O papel do caudal, pH, viscosidade e capacidade tampão da saliva em indivíduos com cárie elevada (CPO-D>5) (grupo 1) e em indivíduos com cárie baixa (CPO-D=0) (grupo de controlo) entre 40 indivíduos com idades compreendidas entre os 18 e os 40 anos foram selecionados (20 indivíduos do grupo de controlo e 20 indivíduos do grupo 1), cada indivíduo foi testado quanto ao estado de hidratação da mucosa oral, viscosidade e pH da saliva em repouso, caudal salivar estimulado e capacidade tampão da saliva estimulada. Os resultados mostraram que a taxa de fluxo, a viscosidade, o pH e a capacidade de tamponamento da saliva nos indivíduos do grupo 1 (CPOD>5) eram significativamente mais baixos (p<0,01) em comparação com o grupo de controlo (CPOD=0). Por conseguinte, a saliva pode proteger o dente da

desmineralização. Concluíram que o teste da saliva deve ser efectuado em doentes com elevado risco de cárie. [38]

21. **O. Tunuloglu, S. Demirtas e I. Tulunoglu (2006)** realizaram um estudo para avaliar a relação entre as propriedades físico-químicas da saliva, tais como a taxa de fluxo, a capacidade de tamponamento, o pH, o nível de cálcio, as proteínas totais, o estado antioxidante total e a cárie dentária, a idade e o género de 80 crianças saudáveis com idades compreendidas entre os 7 e os 15 anos. Verificaram que não existia uma associação linear entre a taxa de fluxo salivar, o pH e a capacidade de tamponamento entre os diferentes grupos e que a concentração de cálcio salivar era mais elevada no grupo sem cáries. Os níveis totais de antioxidantes foram mais elevados nos grupos activos em relação à cárie, exceto no grupo de raparigas dos 11 aos 15 anos. E concluíram que a proteína total e o antioxidante total na saliva aumentaram com a atividade da cárie. As concentrações de cálcio na saliva eram mais elevadas nas crianças sem cáries e aumentavam com a idade, existindo uma relação linear entre as concentrações de cálcio, a idade e a atividade da cárie. [15]

22. **Omar JM Hamza, Mecky IN Matee, Elison NM Simon (2006),** realizaram um estudo para comparar a prevalência e os tipos de lesões orais relacionadas com o VIH entre crianças e pacientes adultos em TARV e aqueles que não estão em TARV e para relacionar a ocorrência das lesões com o regime de medicamentos anti-HIV, a fase clínica da doença VIH e a contagem de células CD4+ entre 532 pacientes infectados com VIH, 51 crianças e 481 adultos, 165 do sexo masculino e 367 do sexo feminino. Verificaram que a candidíase oral era a mais comum, seguida da hiperpigmentação das mucosas. Houve uma diferença significativa na ocorrência de candidíase oral e aumento da parótida

entre crianças e adultos. Os doentes adultos que estavam a tomar HAART tinham um risco significativamente menor de lesões orais. Não se registou uma redução significativa da ocorrência de lesões orais nas crianças que tomavam HAART. Verificou-se também uma associação significativa entre a presença de lesões orais e a contagem de células CD4+ < 200 células/mm3 e com o estádio clínico da OMS. As lesões orais também foram associadas ao tabagismo. E concluíram que os pacientes adultos que receberam HAART tiveram uma prevalência significativamente menor de lesões orais, particularmente candidíase oral e leucoplasia pilosa oral. Não se registaram alterações significativas na ocorrência de lesões orais nas crianças que receberam HAART. A ocorrência de lesões orais, tanto nos doentes que receberam HAART como nos que não receberam HAART, correlacionou-se com o estadiamento clínico da OMS e com CD4+ inferior a 200 células/mm^3 . [39]

23. **Uberos, J. A. Alarcón, M. A. Peñalver, A. Molina-Carballo et al (2008),** realizaram um estudo para avaliar a relação entre a capacidade antioxidante total da saliva e a presença de cáries dentárias em dentes decíduos e permanentes, num grupo de crianças do Sara. Verificaram que a capacidade antioxidante total (TAC) da saliva de pacientes com cárie em dentes decíduos era maior do que entre aqueles sem cárie. Observou-se uma regressão linear estatisticamente significativa entre o número de dentes decíduos afectados por cáries e a capacidade antioxidante total da saliva. E concluíram que a quantidade de cáries em dentes decíduos está em proporção direta com a TAC da saliva observada, e que a presença de cáries em dentes decíduos está associada a cáries em dentes permanentes.[40]

24. **Julio César Cavasin Filho e Élcio Magdalena Giovani (2009),** realizaram um estudo sobre xerostomia e sua correlação com doenças periodontais e da cavidade dentária em pacientes portadores do HIV em 100 pacientes distribuídos em dois grupos: Grupo I (teste) - 50 pacientes evidentemente HIV positivos, dos quais foram coletadas e analisadas informações referentes à idade, sexo, cor da pele, hábitos, doenças gerais e bucais, níveis de linfócitos T-CD4, carga viral e terapia antirretroviral altamente ativa (HAART) e Grupo II - (controle) 50 pacientes HIV-, dos quais foram coletadas e analisadas informações referentes à idade, sexo, cor da pele, hábitos, doenças gerais e bucais. Em ambos os grupos, foi realizada a mensuração do fluxo salivar, pH e capacidade tampão. O grupo I apresentou MDF elevado, placa bacteriana e sangramento, com maior suscetibilidade aos riscos de cárie bucal e doença periodontal. O fluxo salivar e a capacidade tampão da saliva estavam baixos, indicando um alto nível de xerostomia.[19]

25. **Amitha M. Hegde, Kavita Rai, Vivek Padmanabhan (2009),** efectuaram um estudo em 100 crianças que foram divididas em quatro grupos. Dois dos quais incluíam os grupos de estudo e de controlo de crianças com CEC (com menos de 71 meses de idade) e os outros dois grupos incluíam os grupos de estudo e de controlo de crianças com cárie rampante [(RC) (6-12 anos)]. Verificaram que a capacidade antioxidante total (TAC) da saliva aumentava nas crianças com cáries. A TAC também aumentou com a idade das crianças.[41]

26. **Preethi BP, Anand Pyati e Reshma Dodawad (2010),** realizaram um estudo sobre a taxa de fluxo, o pH, a capacidade de tamponamento, o cálcio, as proteínas totais e os níveis de antioxidantes totais da saliva em crianças sem

cáries e com cáries activas. Verificaram que o caudal, o pH e a capacidade de tamponamento da saliva aumentaram significativamente nas crianças activas em relação à cárie, mas as proteínas totais e a capacidade antioxidante total da saliva aumentaram significativamente nas crianças activas em relação à cárie. Concluíram que as propriedades físico-químicas da saliva, como a diminuição do caudal, do pH, da capacidade tampão, do cálcio e o aumento das proteínas totais e da capacidade antioxidante total, desempenham um papel importante no desenvolvimento da cárie. [1]

27. **A.L. Lin, D.A. Johnson, K.T. Stephan, C.-K. Yeh (2010),** realizaram um estudo para determinar o efeito da infeção pelo VIH (+) em fase inicial (CD4$^+$ > 200 células/µL; n = 139) na função das glândulas salivares e a relação desta disfunção com a toma de medicamentos xerostómicos. O grupo VIH (+) apresentou reduções significativas nas taxas de fluxo de saliva total não estimulada (35%), parótida estimulada (47%), submandibular/sublingual não estimulada (23%) e submandibular/sublingual estimulada (39%). As taxas de fluxo dos doentes com VIH (+) que tomavam medicamentos xerostómicos não diferiam das dos doentes que não tomavam. As concentrações de alguns componentes das glândulas salivares estavam alteradas no grupo VIH (+). A análise destes dados sugere que a função das glândulas salivares é afetada negativamente no início da infeção por VIH e que estas alterações não parecem ser agravadas pela toma de medicamentos xerostómicos.[14]

28. **Wipawee Nittayananta, Nilnara Chanowanna, Sureerath Jealae et al(2010),** realizaram um estudo para determinar a hipossalivação, a xerostomia e o estado de saúde oral de indivíduos com VIH na Tailândia antes da era da terapia antirretroviral altamente ativa entre 135 indivíduos (56

indivíduos com VIH, idade média: 34,5 anos, e 79 controlos não VIH, idade média: 29,5 anos), e descobriram que a taxa de fluxo não estimulada era significativamente mais elevada nos indivíduos com VIH assintomáticos: 0,17 ml/min, quando comparado com o grupo sintomático/SIDA 0,11 ml/min. Não foram encontradas diferenças significativas entre os grupos no que respeita à taxa de fluxo estimulado. A hipossalivação foi significativamente associada à unidade formadora de colónias de *Candida*. O tabagismo e o consumo de álcool foram significativamente associados à hipossalivação, mas não à xerostomia. Os seguintes factores foram significativamente associados tanto à hipossalivação como à xerostomia: sexo, fase da infeção pelo VIH, grupo de risco da infeção pelo VIH, doença sistémica e uso de medicação. Concluíram que a taxa de fluxo salivar dos indivíduos com VIH na Tailândia foi afetada pela infeção pelo VIH. A taxa diminuiu significativamente com a fase avançada da doença. Vários factores, incluindo a utilização de medicamentos, foram associados à hipossalivação e à xerostomia entre os indivíduos.[42]

29. **Reshma Dodwad, Anupama V. Betigeri, B. P. Preeti (2011),** realizaram um estudo entre crianças dos 7 aos 10 anos e dos 11 aos 14 anos para avaliar os níveis totais de antioxidantes em crianças sem e com cáries. Verificaram que a capacidade antioxidante total da saliva aumentou significativamente nas crianças activas à cárie quando comparadas com as crianças sem cárie. E concluíram que as propriedades físico-químicas da saliva, em particular a capacidade antioxidante total, desempenham um papel no desenvolvimento da cárie.[43]

30. **DIPANSHU KUMAR, RAMESH K. PANDEY, DEEPTI AGRAWAL, DEEPA AGRAWAL (2011),** realizaram um estudo para estimar a

capacidade antioxidante total (TAC) na saliva não estimulada de crianças saudáveis com e sem cáries precoces graves da infância (S-ECC) e para correlacionar o nível individual de TAC com a pontuação dmft e a idade entre 100 crianças saudáveis na faixa etária dos 3-5 anos divididas em dois grupos, o grupo de controlo e o grupo de estudo, com base na ausência ou presença de cáries, respetivamente. Verificaram que o nível médio de TAC na saliva das crianças do grupo de estudo se encontrava significativamente aumentado e que se observava uma regressão linear significativa entre o TAC e a pontuação dmft, ao passo que era insignificante entre o TAC e a idade. E concluíram que a TAC da saliva aumentou significativamente em crianças com S-ECC e que o aumento da prevalência de cáries dentárias predispõe ao aumento da TAC da saliva.[44]

31. **Krawczyk D, Sikorska-Jaroszyńska MHJ, Mielnik-Błaszczak M et al (2012),** realizaram um estudo entre 120 não fumadores para estabelecer uma potencial relação entre o estado antioxidante total da saliva inteira não estimulada, a idade dos pacientes, o estado de higiene oral e a cárie dentária. Verificaram que no grupo de indivíduos sem cárie dentária ativa, o nível do potencial antioxidante total era mais elevado. Verificou-se que o TAS era mais elevado nos indivíduos mais jovens. E concluíram que o nível de TAS no sobrenadante da saliva total não estimulada diminui com a idade; o nível de TAS no sobrenadante da saliva total não estimulada é mais elevado nos pacientes sem cáries e o estado de higiene oral não tem influência significativa no TAS.[45]

32. **S G Damle, Vidya I, Renu Yadav, Hiteshwar Bhattal e Ashish Loomba (2012),** realizaram um estudo entre quarenta crianças em idade escolar, com

idades compreendidas entre os 12 e os 15 anos, com dentição permanente completa, para avaliar os níveis de imunoglobulina A salivar (IgA), imunoglobulina G (IgG), proteínas, cálcio, fósforo inorgânico e níveis de fosfatase alcalina em crianças sem cáries e com cáries activas. Os resultados mostraram que os níveis médios de IgA salivar nas crianças do Grupo-I (crianças sem cáries) eram estatisticamente mais elevados do que nas crianças activas no Grupo-II. O nível médio de proteína salivar nas crianças do Grupo-II foi estatisticamente mais elevado do que no Grupo-I. E concluíram que se verificou uma relação inversa entre os níveis de IgA salivar e a experiência de cárie dentária e que níveis mais elevados de proteína salivar estavam associados a uma experiência de cárie elevada, ao passo que não se observou qualquer diferença significativa nos níveis de cálcio, fósforo inorgânico, fosfatase alcalina e IgG em amostras de saliva de crianças com e sem cárie dentária.[46]

METODOLOGIA

Este estudo foi realizado em 3 lares para crianças com VIH em Mangalore para comparar o caudal salivar, o pH, a capacidade de tamponamento, o cálcio, as proteínas totais e a capacidade antioxidante total e a sua relação com a cárie dentária em crianças infectadas pelo VIH, crianças infectadas pelo VIH que recebem terapia antirretroviral e crianças saudáveis. Para a análise, foi recolhida saliva não estimulada das crianças.

PROCESSO DE AMOSTRAGEM

Realizámos um estudo sobre crianças infectadas pelo VIH em 3 lares de VIH em Mangalore (Samvedana, Jeevadhana e Snehasadan). Foram selecionadas 30 crianças infectadas pelo VIH não sujeitas a TARV e 30 crianças infectadas pelo VIH que recebiam TARV, de todos estes 3 lares. O grupo de controlo foi selecionado a partir das crianças que visitaram o consultório do departamento de Pedodontia, A.J. Institute of Dental Sciences, Mangalore.

A aprovação do estudo foi obtida junto das respectivas autoridades. Foi dada autorização para visitar as casas, recolher informações e efetuar exames clínicos às crianças. Foi elaborado um calendário pormenorizado para a recolha de dados. O estudo decorreu durante o mês de agosto de 2012.

PROCEDIMENTO DE EXAME DENTÁRIO

O exame dentário foi realizado por um dentista qualificado, utilizando um conjunto de diagnóstico dentário (espelho bucal plano e sonda) e barreiras de proteção individual (luvas duplas, máscaras duplas e óculos de proteção). Foi utilizada luz natural em todos os locais. Os indivíduos foram examinados sentados numa cadeira com o examinador sentado em frente da cadeira e os dados foram registados por um gravador separado.

Os sujeitos foram posicionados de forma a receberem o máximo de iluminação, evitando o desconforto da luz solar direta sobre o sujeito ou o examinador. O procedimento de esterilização química (Korsolex) foi utilizado para esterilizar os instrumentos.

A primeira parte consistia num formulário de avaliação da saúde dentária. A experiência de cárie das crianças foi registada utilizando o índice defs. As crianças com uma pontuação defs mínima de 5 foram selecionadas para o estudo. Foram recolhidas amostras de saliva não estimuladas das crianças selecionadas para um recipiente de plástico estéril calibrado, pedindo ao paciente que cuspisse para um cilindro de plástico. Os indivíduos foram impedidos de comer, beber e realizar procedimentos de higiene oral durante um mínimo de 90 minutos antes da recolha da saliva. As amostras foram recolhidas entre as 8h30 e as 11h por um único investigador

CRITÉRIOS DE INCLUSÃO

- Crianças com menos de 16 anos de idade.
- Crianças activas em termos de cáries com, pelo menos, cinco superfícies dentárias cariadas.

Foram utilizados no estudo os seguintes instrumentos e materiais:

- Espelho de boca de avião.
- Sonda
- Pinças

- Tabuleiros para rins

- Solução de esterilização (korsolex)

- Luvas e máscara bucal.

- Vestuário de proteção para os olhos

- Peças de gaze

MÉTODO

TAXA DE FLUXO

A saliva foi recolhida pedindo ao doente que cuspisse para uma proveta durante 5 minutos. A taxa de fluxo salivar foi então calculada medindo a quantidade de saliva no cilindro em mililitros por minuto, dividindo a quantidade total de saliva recolhida por 5.

pH

O pH da saliva foi calculado utilizando papéis de pH de acordo com o código de cores fornecido pelo fabricante

Capacidade de amortecimento

Foram adicionados 0,5 ml de saliva a 1,5 mmol/l de HCl. A mistura foi vigorosamente agitada e, em seguida, centrifugada durante um minuto, deixada em repouso durante 10 minutos e, em seguida, o pH final do sobrenadante foi medido utilizando papel de pH

Cálcio

Centrifugou-se 2 ml de saliva e retirou-se 200μl do sobrenadante. Adicionaram-se 100 μl de reagente OCPC e 100 μl de reagente de cálcio (Calcium

Kit, Aspen Laboratories, HP) ao sobrenadante e misturaram-se bem. Os níveis de cálcio foram calculados utilizando um semiauto-analisador.

Proteína total

Centrifugou-se 2 ml de saliva e retirou-se 200 µl do sobrenadante. Adicionaram-se 100 µl de reagente de biureto (Protein Kit, Aspen Laboratories, HP) a 200 µl do sobrenadante e misturou-se bem. Os níveis de proteína total foram medidos utilizando um semiautoanalisador

Nível Total de Antioxidantes

Pipetaram-se 100 µl de saliva para um tubo de ensaio limpo e adicionaram-se 100 µl de TCA a 5% para precipitar as proteínas da amostra, deixou-se a mistura repousar durante cerca de 5 minutos e centrifugou-se. Transferiu-se 100 µl do sobrenadante para um tubo de ensaio limpo e adicionou-se 1 ml de reagente TAC, tendo a mistura sido incubada em banho-maria a 90 °C durante 90 minutos. Foi também mantido um branco simultaneamente, substituindo 100 µl de água em vez de amostra na mistura de reação. Após a incubação, a mistura de reação foi arrefecida e a densidade ótica da cor esverdeada a azulada formada foi lida a 695nm contra o branco. E a capacidade antioxidante total foi medida utilizando um espetrofotómetro

ANÁLISE DE DADOS

Os dados foram introduzidos num computador utilizando o Microsoft Excel 2007. Os dados foram analisados estatisticamente utilizando o teste "ONE WAY ANOVA WELCH" e o teste "TUKEY HSD" com a ajuda de um estatístico profissional.

CONCEPÇÃO DO ESTUDO

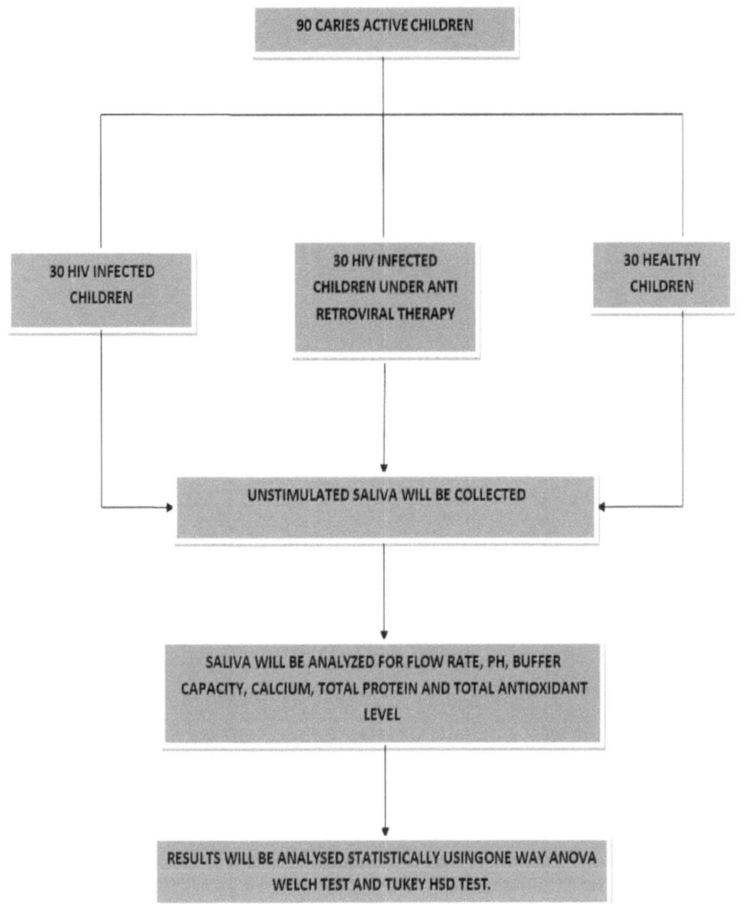

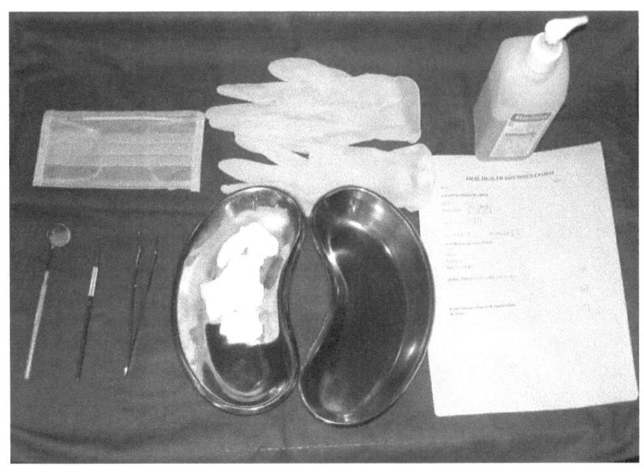

Figura 1: Representação do armamentário utilizado para o exame

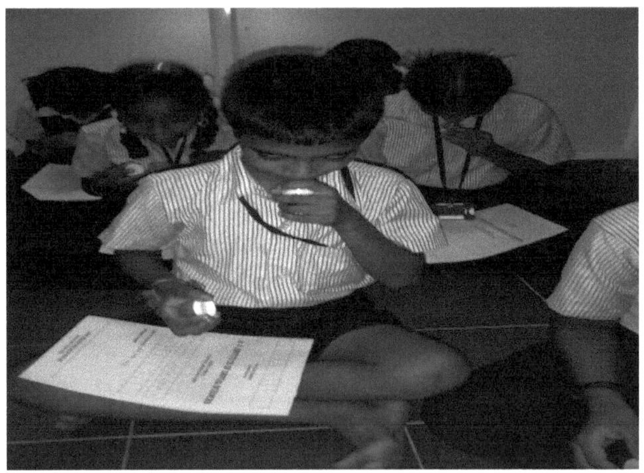

Figura 2: Representação da recolha de amostras

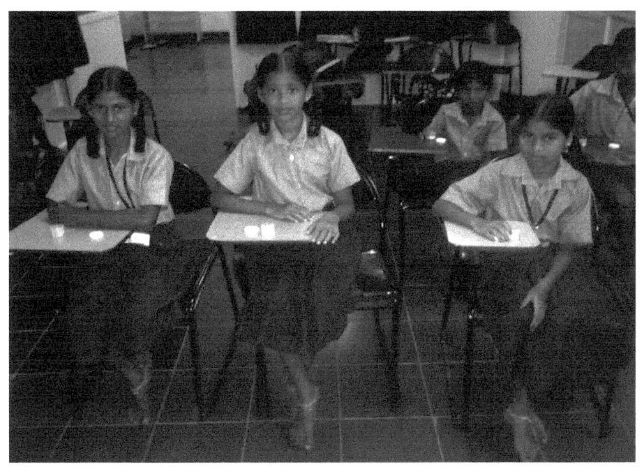

Figura 3: Representação da recolha de amostras

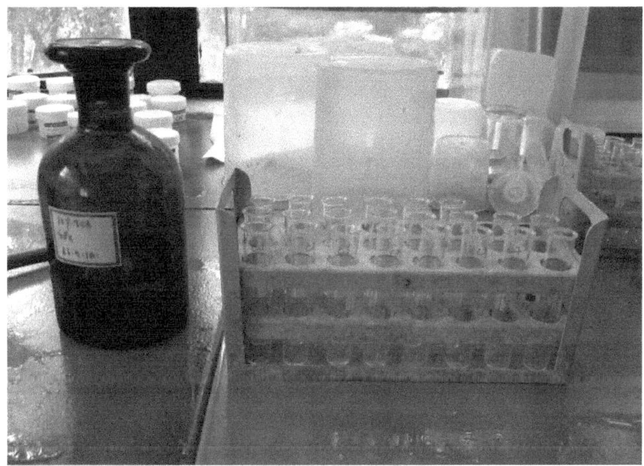

Figura 4: Representação do reagente TCA

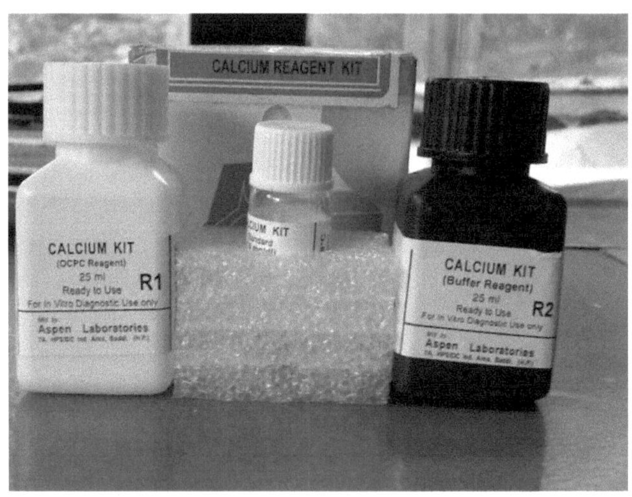

Figura 5: Apresentação do kit de cálcio

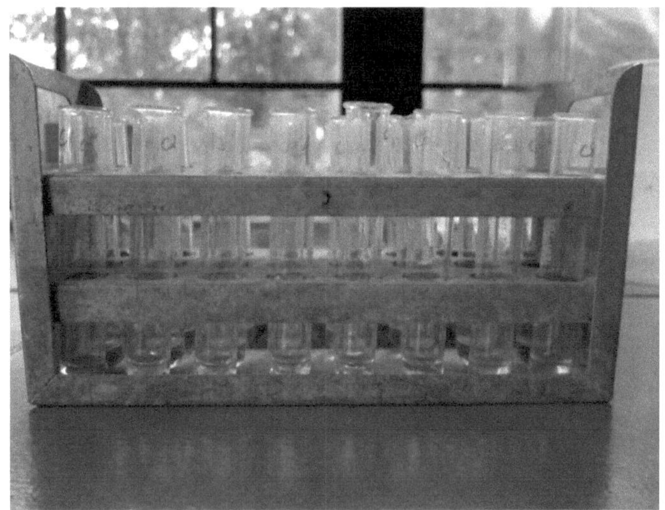

Figura 6: Representação de reagentes para cálcio misturados com saliva

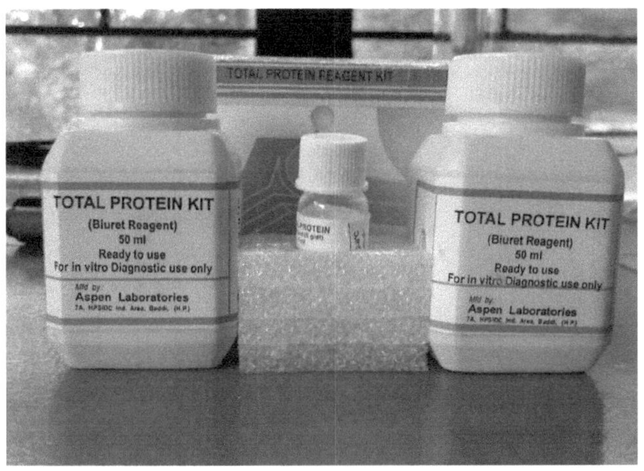

Figura 7: Kit de proteínas totais

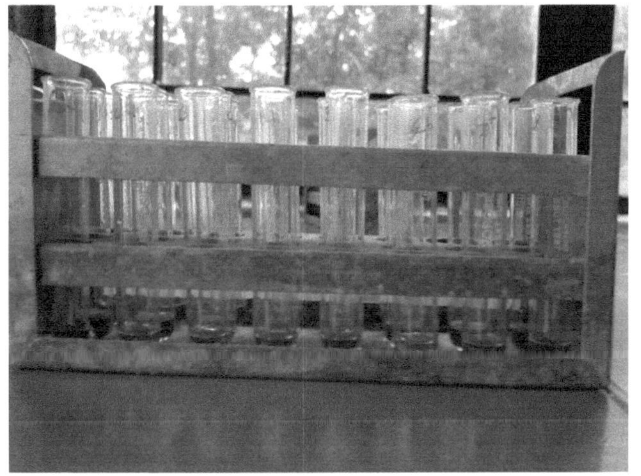

Figura 8: Reagentes para proteínas totais misturadas com saliva

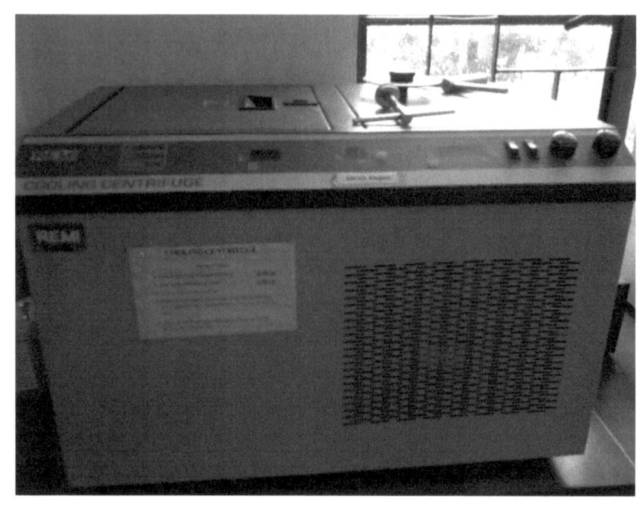

Figura 9: Máquina centrífuga

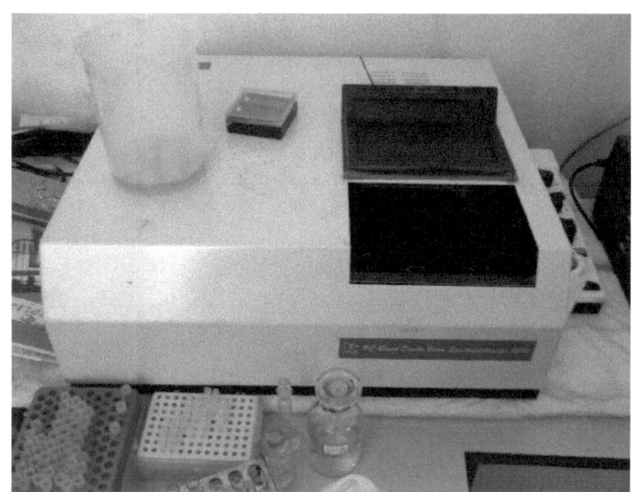

Figura 10: Espectrofotómetro

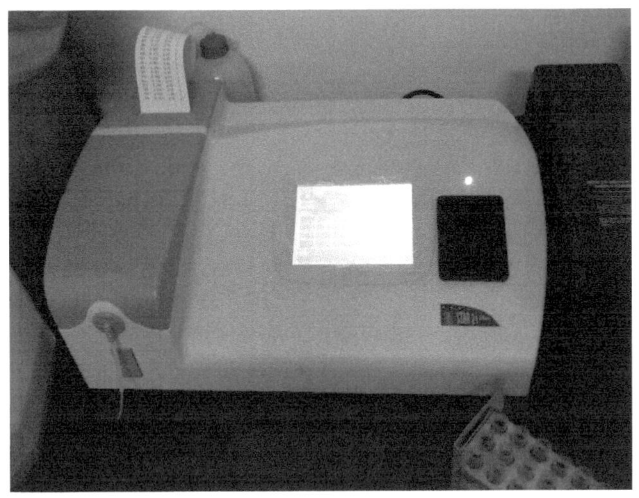

Figura 11: Semiautoanalisador

RESULTADOS

Tabela 1: Distribuição da idade média das amostras

	N	Média	Desvio Std. Desvio	Mínimo	Máximo
INFECTADO PELO VIH SEM ARTE	30	8.4	2.604	4	14
VIH INFECTADO COM ARTE	30	8.33	2.644	4	15
CONTROLOS	30	9.45	2.188	5	12

A Tabela 1 mostra a idade média. A idade média das crianças infectadas pelo VIH sem TARV foi de 8,4 em 30 amostras, a idade média das crianças infectadas pelo VIH sem TARV foi de 8,3 em 30 amostras e no grupo ctrl foi de 9,4.

Gráfico: 1

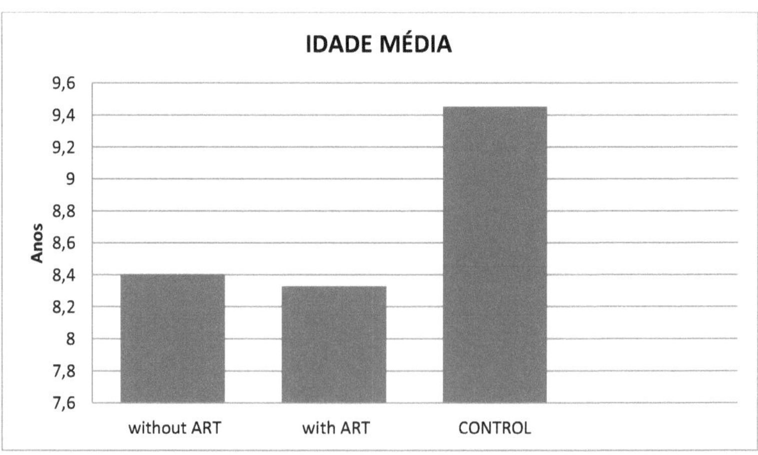

Tabela 2: Distribuição do género nas amostras

Grupo		Género	Frequência	Percentagem
INFECTADO PELO VIH SEM ARTE	Válido	Masculino	15	50.0
		Feminino	15	50.0
		Total	30	100.0
VIH INFECTADO COM ARTE	Válido	Masculino	21	70.0
		Feminino	9	30.0
		Total	30	100.0
CONTROLOS	Válido	Masculino	12	35.0
		Feminino	18	65.0
		Total	30	100.0

A Tabela 2 mostra a distribuição por género. Das 90 amostras do nosso estudo, 48 eram do sexo masculino (53,3%) e 42 do sexo feminino (46,6%). Nas crianças infectadas pelo VIH sem TARV, havia 15 do sexo masculino (50%) e 15 do sexo feminino (50%). Nas crianças infectadas pelo VIH sem TAR, havia 21 do sexo masculino (70%) e 9 do sexo feminino (30%). No grupo de controlo havia 12 homens (35%) e 18 mulheres (65%).

Gráfico: 2

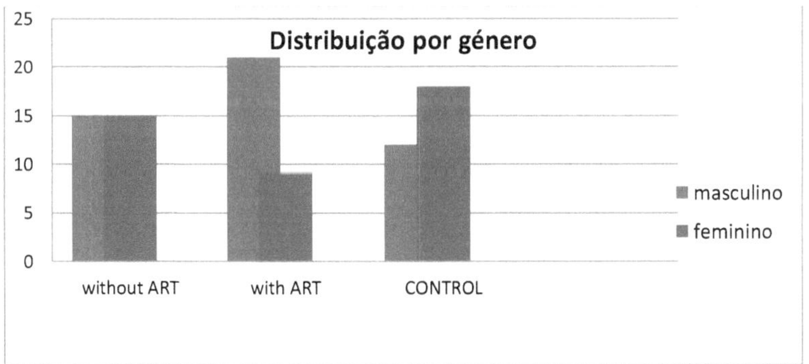

Tabela 3: Descritivo do caudal

	Grupos	N	Média	Desvio Std. Desvio	Estatísticas[a]	df1	Sig.
CAUDAL (ml/min)	INFECTADO PELO VIH SEM ARTE	30	0.419	0.089319	23.239	37.906	**<u>≤0.001</u>**
	VIH INFECTADO COM ARTE	30	0.9538	0.466124			
	CONTROLOS	30	0.596	0.193646			
	Total	90	0.698771	0.397325			

Tabela 4: Comparações múltiplas da taxa de fluxo entre cada grupo

	Grupos		Diferença média	Erro Std.	Sig.
CAUDAL (ml/min)	INFECTADO PELO VIH SEM ARTE	VIH INFECTADO COM ARTE	-.5348000	.0944014	**<u>≤0.001</u>**
		CONTROLOS	-.1770000	.1034115	.208
	VIH INFECTADO COM ARTE	CONTROLOS	.3578000	.0944014	**<u>.001</u>**

A Tabela 3 mostra a taxa de fluxo média em crianças infectadas pelo VIH sem TARV, com TARV e controlo. A taxa de fluxo média em crianças infectadas pelo VIH sem TARV é de 0,419 (S.D-0,089). A taxa de fluxo média nas crianças infectadas pelo VIH com TARV é de 0,953 (S.D-0,466). A taxa de fluxo média no grupo de controlo foi de 0,56 (S.D-0,193). Este resultado foi considerado estatisticamente muito significativo (P<0,001).

A Tabela 4 mostra a comparação múltipla da taxa de fluxo entre as crianças infectadas pelo VIH com TARV, as crianças infectadas pelo VIH sem TARV e o grupo de controlo. O resultado mostra que a diferença média foi de -0,53 entre as crianças infectadas pelo VIH sem TARV e as crianças infectadas pelo VIH com TARV (P<0,001 VHS). A diferença média entre as crianças infectadas pelo VIH sem TARV e o grupo de controlo foi de -0,177 (P-0,208NS). A diferença média entre as crianças infectadas pelo VIH com TARV e o grupo de controlo foi de 0,36578 (P-0,001HS).

Gráfico: 3

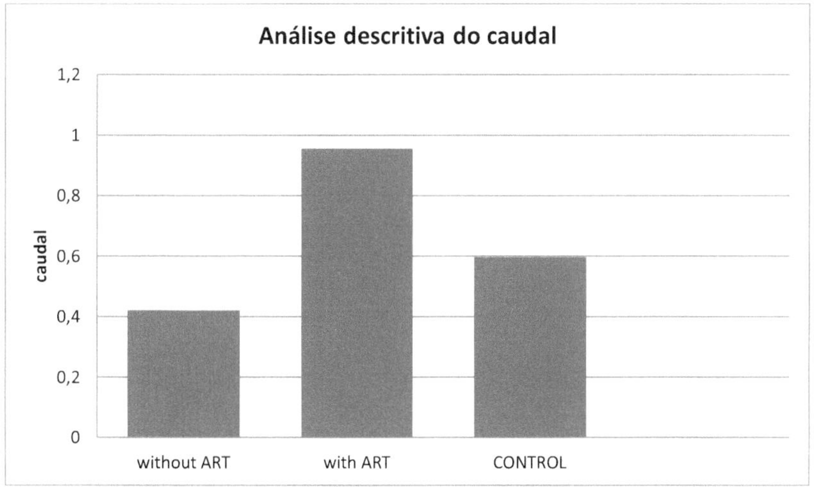

Quadro 5: Estatísticas descritivas do pH

	Grupos	N	Média	Desvio Std. Desvio	Estatísticas[a]	df1	Sig.
pH	INFECTADO PELO VIH SEM ARTE	30	6.65	0.5871	4.846	42.912	**.013**
	VIH INFECTADO COM ARTE	30	6.5	0.7311			
	CONTROLOS	30	6.975	0.4128			
	Total	90	6.679	0.6372			

Tabela 6: Comparações múltiplas de pH entre cada grupo

	Grupos		Diferença média	Erro Std.	Sig.
pH	INFECTADO PELO VIH SEM ARTE	VIH INFECTADO COM ARTE	.1500	.1773	.676
		CONTROLOS	-.3250	.1943	.223
	VIH INFECTADO COM ARTE	CONTROLOS	-.4750	.1773	**.025**

A Tabela 5 mostra o pH médio em crianças infectadas pelo VIH sem TARV, com TARV e controlo. O pH médio nas crianças infectadas pelo VIH sem TARV é de 6,65 (S.D-0,5871). O pH médio nas crianças infectadas pelo VIH com TARV é de 6,5

(S.D-0,7311). O pH médio no grupo de controlo foi de 6,975 (S.D-0,4128). Este resultado foi considerado estatisticamente significativo (P-0,013).

A Tabela 6 mostra a comparação múltipla do pH entre as crianças infectadas pelo VIH com TARV, as crianças infectadas pelo VIH sem TARV e o grupo de controlo. O resultado mostra que a diferença média foi de -0,15 entre as crianças infectadas pelo VIH sem TARV e as crianças infectadas pelo VIH com TARV (P-0,676NS). A diferença média entre as crianças infectadas pelo VIH sem TARV e o grupo de controlo foi de -0,325 (P-0,223NS). A diferença média entre as crianças infectadas pelo VIH com TARV e o grupo de controlo foi de 0,4750 (P-0,025Sig).

Gráfico: 4

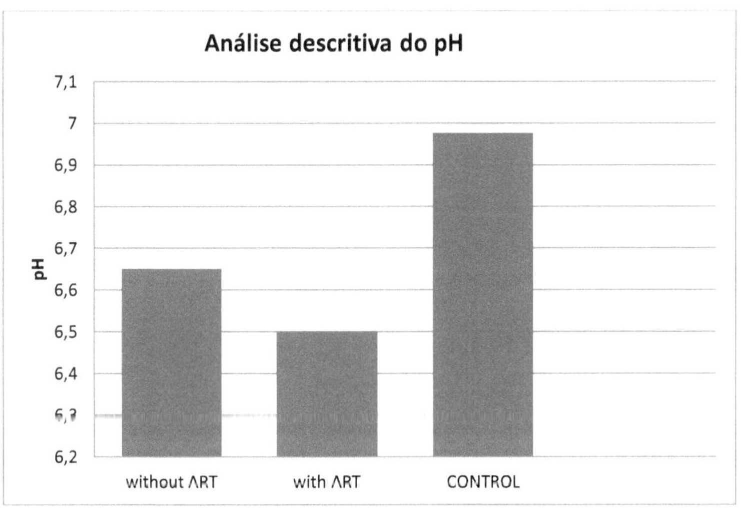

Tabela 7: Estatísticas descritivas da capacidade de tamponamento

	Grupos	N	Média	Desvio Std. Desvio	Estatísticas[a]	df1	Sig.
Capacidade de amortecimento	INFECTADO PELO VIH SEM ARTE	30	5.9	0.4472	.062	1.022	.365
	VIH INFECTADO COM ARTE	30	6	0			
	CONTROLOS	30	5.975	0.1118			
	Total	90	5.964	0.2456			

Tabela 8: Comparações múltiplas da capacidade de tamponamento entre cada grupo

	Grupos		Diferença média	Erro Std.	Sig.
Capacidade de amortecimento	INFECTADO PELO VIH SEM ARTE	VIH INFECTADO COM ARTE	-.1000	.0709	.341
		CONTROLOS	-.0750	.0776	.601
	VIH INFECTADO COM ARTE	CONTROLOS	.0250	.0709	.934

A Tabela 7 mostra a capacidade tampão média em crianças infectadas pelo VIH sem TARV, com TARV e controlo. A capacidade tampão média nas crianças infectadas pelo VIH sem TARV é de 5,9 (S.D-0,4472). A capacidade tampão média nas crianças infectadas pelo VIH com TARV é de 6,0 (S.D-0). A capacidade tampão média no grupo de controlo foi de 5,975 (S.D-0,1118). Este resultado não foi estatisticamente significativo (P-0,365).

A Tabela 8 mostra a comparação múltipla da capacidade de tamponamento entre as crianças infectadas pelo VIH com TARV, as crianças infectadas pelo VIH sem TARV e o grupo de controlo. O resultado mostra que a diferença média foi de -0,1000 entre as crianças infectadas pelo VIH sem TARV e as crianças infectadas pelo VIH com TARV (P-0,341NS). A diferença média entre as crianças infectadas pelo VIH sem TARV e o grupo de controlo foi de -0,0750 (P-0,601NS). A diferença média entre as crianças infectadas pelo VIH com TARV e o grupo de controlo foi de 0,0250 (P-0,934NS).

Gráfico: 5

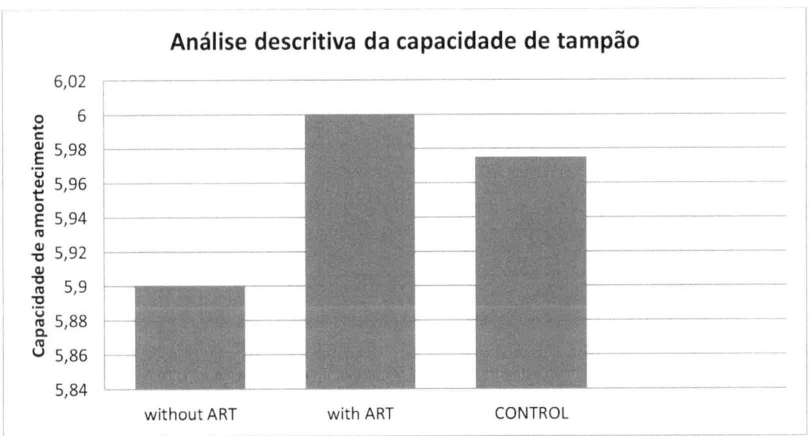

Tabela 9: Estatísticas descritivas do cálcio

	Grupos	N	Média	Desvio Std. Desvio	Estatísticas[a]	df1	Sig.
Cálcio	INFECTADO PELO VIH SEM ARTE	30	3.4960	3.47759	.062	16.396	<u><0.001</u>
	VIH INFECTADO COM ARTE	30	3.0151	3.76162			
	CONTROLOS	30	10.4647	6.89330			
	Total	90	5.2809	5.77114			

Tabela 10: Comparações múltiplas de cálcio entre cada grupo

	Grupos		Diferença média	Erro Std.	Sig.
Cálcio	INFECTADO PELO VIH SEM ARTE	VIH INFECTADO COM ARTE	0.48090	1.38532	.936
		CONTROLOS	-6.96865	1.51754	<u><0.001</u>
	VIH INFECTADO COM ARTE	CONTROLOS	-7.44955	1.38532	<u><0.001</u>

A Tabela 9 mostra a média de cálcio em crianças infectadas pelo VIH sem TARV, com TARV e controlo. A média de cálcio nas crianças infectadas pelo VIH sem TARV é de 3,4960 (S.D-3,47759). A média de cálcio nas crianças infectadas pelo VIH com TARV é de 3,0151 (S.D-3,76162). A média de cálcio no grupo de controlo foi de 10,4647 (S.D-6,89330). Este resultado foi considerado estatisticamente muito significativo (P<0,001).

A Tabela 10 mostra a comparação múltipla do cálcio entre as crianças infectadas pelo VIH com TARV, as crianças infectadas pelo VIH sem TARV e o grupo de controlo. O resultado mostra que a diferença média foi de 0,48080 entre as crianças infectadas pelo VIH sem TARV e as crianças infectadas pelo VIH com TARV (P-0,936NS). A diferença média entre as crianças infectadas pelo VIH sem TARV e o grupo de controlo foi de -6,96865 (P<0,001 VHS). A diferença média entre as crianças infectadas pelo VIH com TARV e o grupo de controlo foi de -7,44955 (P<0,001 VHS).

Gráfico 6:

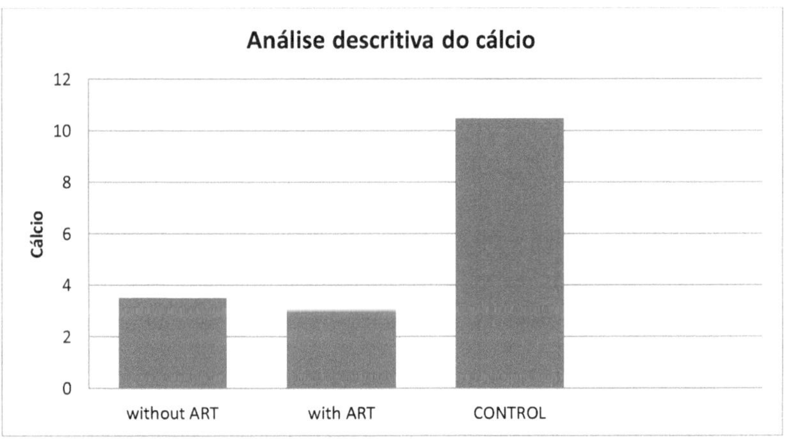

Quadro 11: Estatísticas descritivas das proteínas totais

	Grupos	N	Média	Desvio Std. Desvio	Estatísticas [a]	df1	Sig.
Proteína total	INFECTADO PELO VIH SEM ARTE	20	1.5784	1.02335	.062	17.134	<u>≤0.001</u>
	VIH INFECTADO COM ARTE	30	.8732	.52491			
	CONTROLOS	20	.3293	.38600			
	Total	20	1.5784	1.02335			

Tabela 12: Comparações múltiplas de proteínas totais entre cada grupo

	Grupos		Diferença média	Erro Std.	Sig.
Proteína total	INFECTADO PELO VIH SEM ARTE	VIH INFECTADO COM ARTE	.70518	.19547	<u>.002</u>
		CONTROLOS	1.24901	.21413	<u>≤.001</u>
	VIH INFECTADO COM ARTE	CONTROLOS	.54383	.19547	<u>.019</u>

A Tabela 11 mostra a média das proteínas totais em crianças infectadas pelo VIH sem TARV, com TARV e controlo. A média das proteínas totais nas crianças infectadas pelo VIH sem TARV é de 1,5784 (S.D-1,02335). A média das proteínas totais nas crianças infectadas pelo VIH com TARV é de 0,8732 (S.D-.52491). A média de proteínas totais no grupo de controlo foi de 0,3293 (S.D-.38600). Este resultado foi considerado estatisticamente significativo (P<0,001).

A Tabela 12 mostra a comparação múltipla das proteínas totais entre as crianças infectadas pelo VIH com TARV, as crianças infectadas pelo VIH sem TARV e o grupo de controlo. O resultado mostra que a diferença média foi de 0,70518 entre as crianças infectadas pelo VIH sem TARV e as crianças infectadas pelo VIH com TARV (P-.002VHS). A diferença média entre as crianças infectadas pelo VIH sem TARV e o grupo de controlo foi de 1,24901 (P<0,001 VHS). A diferença média entre as crianças infectadas pelo VIH com TARV e o grupo de controlo foi de 0,54383 (P-0,0,019 VHS).

Gráfico 7:

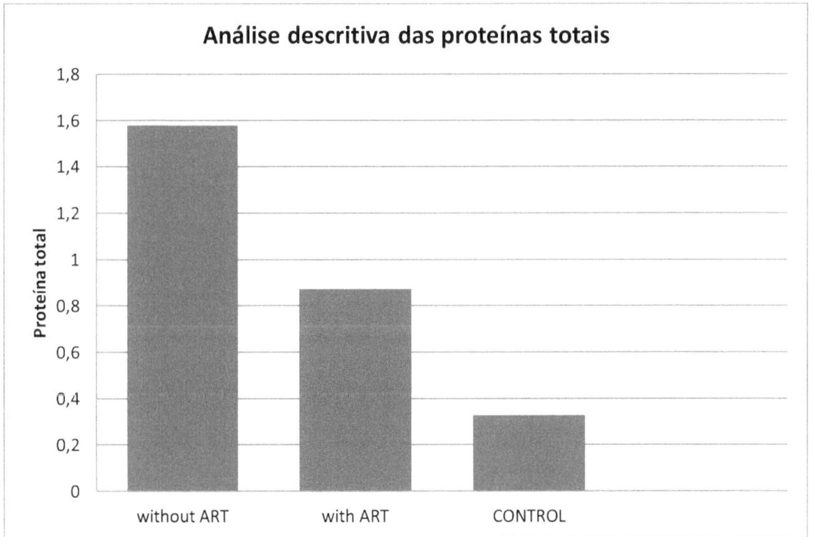

Tabela 13: Estatísticas descritivas da capacidade antioxidante total

	Grupos	N	Média	Desvio Std. Desvio	Estatísticas[a]	df1	Sig.
Capacidade Antioxidante Total	INFECTADO PELO VIH SEM ARTE	30	203.6250	66.62738	.062	3.437	**.038**
	VIH INFECTADO COM ARTE	30	253.6833	155.89732			
	CONTROLOS	30	172.8500	31.55409			
	Total	90	216.2857	113.63393			

Tabela 14: Comparações múltiplas da capacidade antioxidante total entre cada grupo

	Grupos		Diferença média	Erro Std.	Sig.
Capacidade Antioxidante Total	INFECTADO PELO VIH SEM ARTE	VIH INFECTADO COM ARTE	-50.05833	31.70287	.262
		CONTROLOS	30.77500	34.72875	.651
	VIH INFECTADO COM ARTE	CONTROLOS	80.83333	31.70287	**.034**

A Tabela 13 mostra a capacidade antioxidante total média em crianças infectadas pelo VIH sem TARV, com TARV e controlo. A capacidade antioxidante total média nas crianças infectadas pelo VIH sem TARV é de 203,6250 (S.D-66,62738). A capacidade antioxidante total média nas crianças infectadas pelo VIH com TARV é de 253,6833 (S.D-155,89732). A capacidade antioxidante total média no grupo de controlo foi de 172,85 (S.D-31,55409). Este resultado foi considerado estatisticamente significativo (P-0,038).

A Tabela 14 mostra a comparação múltipla da capacidade antioxidante total entre as crianças infectadas pelo VIH com TARV, as crianças infectadas pelo VIH sem TARV e o grupo de controlo. O resultado mostra que a diferença média foi de - 50,05833 entre as crianças infectadas pelo VIH sem TARV e as crianças infectadas pelo VIH com TARV (P-0,262NS). A diferença média entre as crianças infectadas pelo VIH sem TARV e o grupo de controlo foi de 30,77500 (P-0,651). A diferença média entre as crianças infectadas pelo VIH com TARV e o grupo de controlo foi de 80,83333 (P-0,034Sig).

Gráfico: 8

Análise descritiva da capacidade antioxidante total
Capacidade Antioxidante Total
300
250
200
150
100
50
0
without ART
with ART
CONTROL

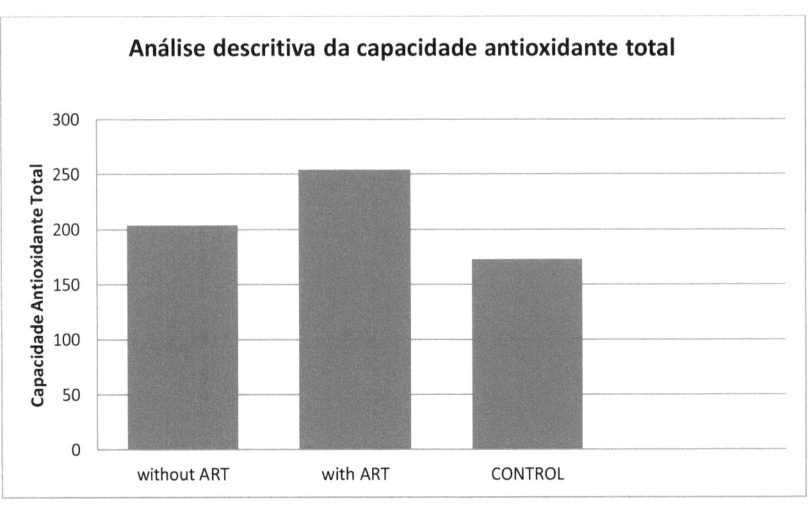

DISCUSSÃO

A cárie dentária é um processo complexo e dinâmico em que uma multiplicidade de factores influencia e inicia a progressão da doença . Um dos factores mais importantes que influencia o desenvolvimento da cárie dentária é a saliva. A alteração das propriedades físico-químicas da saliva, como a diminuição do caudal salivar, do pH, da capacidade de tamponamento e do cálcio, desempenha um papel importante no desenvolvimento da cárie dentária. [2]

Este estudo avaliou a associação entre o caudal salivar, o pH, a capacidade de tamponamento, o cálcio, as proteínas totais e a capacidade antioxidante total e a cárie dentária em 30 crianças infectadas pelo VIH, crianças infectadas pelo VIH a receber terapia antirretroviral e crianças saudáveis. 53,3% da população era do sexo masculino e 46,6% do sexo feminino. A idade média da população era de 8,4 anos nas crianças infectadas pelo VIH sem TARV, 8,33 anos nas crianças infectadas pelo VIH com TARV e 9,45 anos no grupo de controlo.

Caudal

Neste estudo, verificámos que a taxa de fluxo salivar era mais elevada entre as crianças infectadas pelo VIH com TARV do que no grupo de controlo e nas crianças infectadas pelo VIH sem TARV. A taxa de fluxo média nas crianças infectadas com VIH foi de 0,419 ml/min. Um estudo conduzido por Lin et al constatou que a taxa média de fluxo salivar não estimulada em crianças infectadas pelo VIH era de 0,31 ml/min.[20]

No nosso estudo, também verificámos que a taxa média de fluxo salivar em crianças infectadas pelo VIH que receberam TARV foi de 0,95 ml/min, o que foi superior quando comparado com crianças infectadas pelo VIH sem TARV (P<0,001). A taxa média de fluxo salivar do grupo de controlo foi de 0,596. O. Tulunoglu et al verificaram que a taxa média de fluxo salivar entre as crianças activas em termos de cáries era de 0,329 ml/min. [15]

pH

Neste estudo, verificámos que o pH médio das crianças infectadas pelo VIH era de 6,65, o das crianças infectadas pelo VIH com TAR era de 6,5 e o do grupo de controlo era de 6,975 (P-0,013). Foram observados resultados paralelos no estudo efectuado por O. Tulunoglu et al., onde se verificou que o pH médio da saliva era de 7,02. [15]

Resultados semelhantes foram encontrados por Preethi BP et al, onde se verificou que o pH médio era de 7,2 entre as crianças activas em termos de cáries.[1] O estudo realizado por Gopinath et al verificou que o pH médio entre as crianças activas em termos de cáries era de 5,7.[35]

Capacidade de amortecimento

No presente estudo, verificámos que a capacidade tampão média entre as crianças infectadas pelo VIH era de 5,9, entre as crianças infectadas pelo VIH com TAR era de 6 e no grupo de controlo era de 5,964 (P-0,365). Num estudo realizado por O Tulunoglu et al, verificou-se que a capacidade de tamponamento média em crianças activas com cáries era de 4,98.[15] Outro estudo realizado por Gopinath et al verificou que a capacidade de tamponamento média em crianças activas com cáries era de 5. [35]

Cálcio

O nosso estudo constatou que a média de cálcio entre as crianças infectadas pelo VIH era de 3,496, entre as crianças infectadas pelo VIH com TAR era de 3,0151 e no grupo de controlo era de 10,4647 (P<0,001). Num estudo realizado por O. Tulunoglu et al, o nível médio de cálcio em crianças activas com cáries foi de 2,94, e verificaram que os níveis de cálcio eram mais baixos em crianças activas com cáries.[15] Um resultado paralelo foi registado por M. Shahrabi et al.[47] K Horton et al, no seu estudo, descobriram que a redução do nível de cálcio salivar era secundária à cárie dentária.[48]

Lin et al, no seu estudo, concluíram que os níveis de cálcio eram significativamente mais baixos nas amostras infectadas pelo VIH do que no grupo de controlo.[20] O presente estudo também mostrou os mesmos resultados. Shaw L et al, no seu estudo, concluíram que tanto o cálcio como o fósforo são significativamente mais elevados na placa bacteriana de crianças sem experiência de cárie do que na placa bacteriana de crianças susceptíveis à cárie.[49]

Proteína total

Neste estudo, verificámos que a média de proteínas totais entre as crianças infectadas pelo VIH era de 1,5784, entre as crianças infectadas pelo VIH com TAR era de 0,8732 e entre o grupo de controlo era de 0,3293 (P<0,001). Num estudo de O. Tulunoglu et al, o nível médio de proteína total em crianças activas com cárie foi de 0,45. Verificaram que a proteína total aumentava com a atividade da cárie.[15]

Em contraste com o nosso estudo, Lin et al verificaram que os níveis de proteínas totais eram significativamente mais baixos nas amostras infectadas pelo VIH do que no grupo de controlo.[20] No nosso estudo, os níveis de proteínas totais eram significativamente elevados nos grupos infectados pelo VIH quando comparados com a população de controlo.

Capacidade Antioxidante Total

Neste estudo, verificámos que a capacidade antioxidante total (TAC) média entre as crianças infectadas pelo VIH era de 203,625, entre as crianças infectadas pelo

VIH com TAR era de 253,6833 e no grupo de controlo era de 172,2857 (P-0,038). O aumento do nível de TAC pode ser atribuído a níveis elevados de proteínas totais. [5]

O. Tulunoglu et al verificaram que a TAC aumenta com a atividade de cárie.[20] Num estudo realizado por Vivek et al, verificou-se que a capacidade antioxidante total era inferior em crianças infectadas pelo VIH.[50] Este resultado contrastou com os nossos resultados, em que a capacidade antioxidante total era mais elevada quando comparada com a de crianças saudáveis.

CONCLUSÃO

Do presente estudo, foram retiradas as seguintes conclusões;

* ❖ A taxa de fluxo salivar foi mais elevada nas crianças infectadas pelo VIH que receberam TAR, em comparação com as crianças infectadas pelo VIH que não estão sob TAR
* ❖ Verificou-se que o nível de cálcio é mais baixo nas crianças infectadas pelo VIH que recebem TAR, em comparação com as crianças infectadas pelo VIH que não estão sob TAR
* ❖ Verificou-se que a capacidade antioxidante total era elevada nas crianças infectadas pelo VIH com TARV, em comparação com as crianças infectadas pelo VIH que não estão sob TARV e com o grupo de controlo
* ❖ As proteínas totais foram mais elevadas nas crianças infectadas pelo VIH que não estão sob TARV

Os resultados do nosso estudo demonstram que a TAR melhora a função da glândula salivar que está alterada devido à infeção pelo VIH.

RESUMO

O VIH em crianças foi detectado pela primeira vez em 1982. Desde então, a infeção espalhou-se rapidamente e é atualmente uma causa significativa de morte no grupo pediátrico. Afirma-se que a progressão da infeção pelo VIH é diferente em doentes pediátricos do que em doentes adultos. As manifestações orais da infeção por VIH são consideradas o primeiro sinal da infeção e indicam frequentemente a sua progressão para SIDA. Há relatos que indicam que não há alterações na ocorrência de lesões orais associadas ao VIH em crianças que recebem TAR.

O presente estudo foi realizado em 30 crianças infectadas pelo VIH, crianças infectadas pelo VIH sob TARV e uma população de controlo, cada uma delas selecionada aleatoriamente de diferentes lares de VIH situados em Mangalore e arredores, durante o mês de agosto de 2012. O objetivo deste estudo era avaliar as propriedades físico-químicas da saliva e a sua relação com a cárie dentária, bem como determinar o efeito da TAR na mesma.

O exame oral foi efectuado pelas crianças sentadas numa cadeira com o examinador sentado em frente da cadeira e os dados foram registados por um gravador separado. A experiência de cárie das crianças foi registada utilizando o índice defs. As crianças com uma pontuação defs mínima de 5 foram selecionadas para o estudo. Foram recolhidas amostras de saliva não estimulada das crianças selecionadas para um recipiente de plástico estéril calibrado, pedindo ao paciente que cuspisse para um cilindro de plástico. A taxa de fluxo salivar foi avaliada em ml/min no momento da recolha da amostra. O pH da saliva foi calculado utilizando papéis de pH. Foram efectuadas análises bioquímicas para analisar a capacidade tampão, o cálcio, as proteínas totais e a capacidade antioxidante total.

Verificou-se que a taxa de fluxo salivar era significativamente mais elevada nas crianças infectadas pelo VIH com TARV. A capacidade antioxidante total também apresentou os mesmos resultados. O nível de cálcio salivar foi significativamente mais baixo nas crianças infectadas pelo VIH com TARV. Não se registaram diferenças significativas na capacidade de tamponamento entre os grupos. O nível de proteínas totais foi significativamente mais elevado nas crianças infectadas pelo VIH sem TARV.

As alterações na taxa de fluxo salivar e nos níveis de cálcio podem ser atribuídas ao efeito do ART. São necessários mais estudos para avaliar o efeito do ART na função das glândulas salivares e nas propriedades físico-químicas da saliva, que tem um papel significativo na causa da cárie dentária.

BIBLIOGRAFIA

1. Preethi BP, Anand Pyati, Reshma Dodawad. Avaliação do caudal, pH, capacidade de tamponamento, cálcio, proteína total e níveis de antioxidantes totais da saliva em crianças sem cáries e com cáries activas - Um estudo in vivo: Biomedical Research 2010;21(3): 289-294.

2. Mc Donald RE, Avery DR, Stookey GK, Cárie Dentária na Criança e no Adolescente. In: Mc Donald RE, Avery DR, Dean JA, editor. Dentistry for the Child and Adolescent (Odontologia para a Criança e o Adolescente). 8th ed. Nova Delhi: Elsevier; 2005.p. 203-205.

3. Jorma Tenovuo. Agentes antimicrobianos na saliva - Proteção para todo o corpo. J Dent Res 2002; 81(12): 807-809.

4. Mandel ID. The diagnostic uses of Saliva. J Oral Pathol Med 1990; 19: 119-125.

5. M. Lenander-Lumikari e V. Loimaranta. Saliva and Dental Caries. Adv. Dent. Res. 2000; 14: 40.

6. F. Lagerlof, Oliveby A. Caries-Protective Factors in Saliva. Adv Dent Resarch 1994; 8: 229-238.

7. Johansson I, Saelbtröm A-K, Rajan BP, Parameswaran A. Salivary Flow and Dental Caries in Indian Children Suffering from Chronic Malnutrition. Caries Res 1992; 26: 38-43.

8. Michelle Hurlbutt, Brian Novy, Douglas Young. Cárie dentária: Uma doença mediada pelo pH. Jornal CDHA - inverno de 2010.

9. Heintze U, Birkhed DBjörn H. Taxa de secreção e efeito tampão da saliva inteira em repouso e estimulada em função da idade e do sexo. Swedish Dental Journal 1983; 7(6): 227-238.

10. Birkhed D, Heintze U. Taxa de secreção salivar, capacidade tampão e pH. In: Saliva humana: química clínica e microbiologia. Vol I Tenovuo J, editor. Boca Raton, FL: CRC Press, pp.25-73, 1989.

11. Miura H, Isogai E, Hirose K, Wakizaka H, Ueda I, Ito N. Aplicação da tira indicadora de sacarose para avaliar a depuração de sacarose salivar. Journal of Dentistry 1991; 19: 189-191.

12. Daniels TE, Silverman S Jr, Michalski JP, Greenspan JS, Path MCR, Sylvester RA et al. O componente oral da síndrome de Sjogren. Oral Surgery 1975; 39: 875-885.

13. Papas AS, Joshi A, MacDonald SL, Maravelis-Splagounias L, Pretara-Spanedda P, Curro FA. Prevalência de cáries em indivíduos xerostómicos. Journal of Canadian Dental Association 1993; 59 (2): 171-4, 177-9.

14. Spak CJ, Johnson G, Ekstrand. Incidência de Cáries. Taxa de Fluxo Salivar e Eficácia do Tratamento com Gel de Flúor em Pacientes Irradiados. J Caries Res 1994; 28: 388-393.

15. O. Tulunoglu, S. Demirtas, I. Tulunoglu. Total antioxidant levels of saliva in children related to caries, age and gender. International Journal of pediatric Dentistry 2006; 16: 186-191.

16. Cataldo W.Leone, Frank G. Oppenheim. Aspectos Físicos e Químicos da Saliva como Indicadores de Risco de Cárie Dentária em Humanos. Journal of Dental Education 2001; 65(10): 1054-1062.

17. Exposito-Delgado AJ, Vallejo-Bolanos E, Martos-Cobo EG. Manifestações orais da infeção pelo VIH em bebés: um artigo de revisão. Med Oral Pathol Oral Cir Bucal 2004; 9: 410-20.

18. Morten Schiødt. Doenças das glândulas salivares associadas ao VIH: Uma revisão. Oral Surg Oral Med Oral Path 1992; 73: 164-167.

19. Julio César, Cavasin Filho, Élcio Magdalena Giovani. Xerostomia. Cárie Dentária e Doença Periodontal em Pacientes HIV+. Jornal Brasileiro de Doenças Infecciosas 2009; 13(1): 13-17.

20. A.L. Lin,D.A. Johnson,K.T., Stephan,C.-K. Yeh. Alteração da função salivar na infeção precoce pelo VIH. J Dent Res 2003; 82: 79.

21. Ann Madigan, Patricia A. Murray, Frank Catalanotto, Martin Feuerman. Experiência de cárie e marcadores cariogénicos em crianças seropositivas e nos seus irmãos. Pediatric Dentistry 1996; 18(2): 129-136.

22. T. Parvinen, M. Larmas. The Relation of Stimulated Salivary Flow Rate and pH to Lactobacillus and Yeast Concentrations in Saliva. J Dent Res. 1981 Dec; 60(12):1929-1935.

23. Heintze U, Birkhed DBjörn H. Secretion rate and buffer effect of resting and stimulated whole saliva as a function of age and sex. Swedish Dental Journal 1983; 7(6): 227-238.

24. Yeh CK, Fox PC, Ship JABusch KA, Bermudez DK, Wilder AM et al. Os mecanismos de defesa oral são afectados precocemente em doentes infectados com VIH-1. Journal of Acquired Immune Deficiency Syndromes 1988; 1(4): 361-366.

25. Wiktorsson AM, Martinsson TZimmerman M. Salivary levels of lactobacilli, buffer capacity and salivary flow rate related to caries activity among adults in

communities with optimal and low water fluoride concentrations. Swedish Dental Journal 1992; 16(6): 231-237.

26. Helena Tukia-Kulmala, Jorma Tenovuo, Variação intra-individual e inter-individual do caudal salivar, efeito tampão, lactobacilos e estreptococos mutans em alunos de 11 a 12 anos de idade. Ata Odontologica Scandinavica 1993; 51(1): 31-37.

27. Ava J. Wu, Jonathan A. Ship, A characterization of major salivary gland flow rates in the presence of medications and systemic diseases. Oral Sur Oral Med Oral Path 1993; 76(3): 301-306.

28. Michael W.J Dodds, Dorthea A Johnson, Connie C Mobley, Kathryn M Hattaway. Parotid saliva protein profiles in caries-free and caries-active adults. Oral Surg Oral Med Oral Pathol Oral Radiol Endod. 1997 Feb; 83(2):244-251

29. Kedjarune U, Migasen P, Changbumrung S, Pongpaew P, Tungtrongchitr R. Flow Rate and Composition of Whole Saliva in Children from Rural and Urban Thailand with Different Caries Prevalence and Dietary Intake. Caries Res 1997; 31:148-154.

30. Soto-Rojas AE, Villa AR, Sifuentes-Osornio J, Alarcón-Segovia DKraus A. Manifestações orais em pacientes com síndrome de Sjogren. The Journal of Rheumatology 1998; 25(5): 906-910.

31. Lenander-Lumikari M, Laurikainen KKuusisto P, Vilja P. Taxa e composição do fluxo salivar estimulado em adultos asmáticos e não asmáticos. Archives of Oral Biology 1998; 43(2): 151-156.

32. M.J Larsen, A.F Jensen, D.M Madsen, E.I.F Pearce. Individual variations of pH, buffercapacity, and concentrations of calcium and phosphate in unstimulated whole saliva. Arch Oral Biol. 1999 Feb; 44(2):111-117

33. M. John Hicks, MD Catherine M Flaitz, A. Bruce Carter et al. cárie dentária em crianças infectadas pelo HIV: um estudo longitudinal. Odontopediatria 2000; 22(5): 359-364.

34. Catherine Flaitz, Blake Wullbrandt, John Sexton, Timothy Bourdon, John Hicks. Prevalência de achados orodentários em crianças romenas infectadas pelo VIH. Odontopediatria 2001; 23(1): 44-50.

35. Fariba S. Younai, Marvin Marcus, James R. Freed. Ian D. Coulter, William Cunningham, Claudia Der-Martirosian. Self-reported oral dryness and HIV disease, in a national sample of patients receiving medical care. Oral Surg Oral Med Oral Pathol Oral Radiol Endod 2001; 92: 629-36.

36. Srinivas Rao Ponnam, Gautam Srivastava, Kotaih Theruru. Manifestações orais do vírus da imunodeficiência humana em crianças: Um estudo institucional num centro de terapia antirretroviral altamente ativa na Índia. J Oral Maxillofac Pathol. 2012 May-Aug; 16(2): 195-202.

37. Jung-Wei Chen, Catherine M. Flaitz, Blake Wullbrandt, John Sexton. Association of Dental Health Parameters with Oral Lesion Prevalence in Human Immunodeficiency Virus-Infected Romanian Children (Associação dos parâmetros de saúde dentária com a prevalência de lesões orais em crianças romenas infectadas com o vírus da imunodeficiência humana). Pediatric Dentistry 2003; 25:(5) 479-484.

38. V.K. Gopinath, A.R. Arzreanne. A saliva como ferramenta de diagnóstico para a avaliação da cárie dentária. Arquivos de Ciências Orofaciais 2006; 1: 57-59.

39. Omar JM Hamza, Mecky IN Matee, Elison NM Simon, Emil Kikwilu, Mainen J Moshi, Ferdinand Mugusi et al.Manifestações orais da infeção pelo VIH em crianças e adultos que recebem terapia antirretroviral altamente ativa [HAART] em Dar es Salaam, Tanzânia. BMC Oral Health 2006; 6: 12.

40. J. Uberos, J. A. Alarcón, M. A. Peñalver, A. Molina-Carballo, M. Ruiz, E. González, J. Castejon. Influência do conteúdo antioxidante da saliva na cárie dentária numa comunidade de risco. British Dental Journal 2008; 205, E5.

41. Amitha M. Hegde, Kavita Rai, Vivek Padmanabhan. Total Antioxidant Capacity of Saliva and its Relation with Early Childhood Caries and Rampant Caries (Capacidade Antioxidante Total da Saliva e a sua Relação com a Cárie da Primeira Infância e a Cárie Rampante). Journal of Clinical Pediatric Dentistry primavera de 2009; 33(3): 231-234.

42. Wipawee Nittayananta, Nilnara Chanowanna, Sureerath Jealae, Birgitte Nauntofte, Kaj Stoltze. Hipossalivação, xerostomia e estado de saúde oral de indivíduos infectados pelo VIH na Tailândia antes da era HAART. Journal of Oral Pathology & Medicine janeiro de 2010; 39(1): 28-34.

43. Reshma Dodwad, Anupama V. Betigeri, B. P. Preeti. Estimativa dos níveis de capacidade antioxidante total na saliva de crianças sem e com cáries. Contemp Clin Dent. 2011 Jan-Mar; 2(1): 17-20.

44. Dipanshu Kumar, Ramesh K. Pandey, Deepti Agrawal, Deepa Agrawal. Uma estimativa e avaliação da capacidade antioxidante total da saliva em crianças com cáries graves na primeira infância. International Journal of Paediatric Dentistry novembro de 2011; 21(6): 459–464.

45. Krawczyk D, Sikorska-Jaroszyńska MHJ, Mielnik-Błaszczak M, Pasternak K, Kapeć E, Sztanke M. Cárie dentária e status antioxidante total da saliva inteira

mista não estimulada em pacientes com idades entre 16 e 23 anos. Avanços em Ciências Médicas 2012; 57(1): 163-168.

46. S G Damle, Vidya I, Renu Yadav, Hiteshwar Bhattal, Ashish Loomba Determinação quantitativa de constituintes inorgânicos na saliva e sua relação com a experiência de cárie dentária em crianças. Dentistry 2012; 2:131.

47. M Shahrabi, J Nikfarjam, A Alikhani, N Akhoundi, M Ashtiani, B Seraj. A comparison of salivary calcium, phosphate, and alkaline phosphatase in children with severe, moderate caries, and caries free in Tehran's kindergartens. J Indian Soc Pedod Prev Dent. 2008; 26(2): 74-77.

48. Kathleen Horton, John Marrack, Ivor Price. The Relation of Calcium in the Saliva to Dental Caries (A Relação do Cálcio na Saliva com a Cárie Dentária). Biochem J 1929; 1075-1078.

49. Shaw L, Murray JJ, Burchell CK, Best JS. Calcium and Phosphorus Content of Plaque and Saliva in Relation to Dental Caries (Conteúdo de Cálcio e Fósforo na Placa e Saliva em Relação à Cárie Dentária). Caries Res 1983; 17(6): 543-548.

50. Vivek Padmanabhan, Kavita Rai, Amitha M Hegde, Sucheta Shetty. Total Antioxidant Capacity of Saliva in Children with HIV (Capacidade antioxidante total da saliva em crianças com VIH). Journal of Clinical Pediatric Dentistry 2010; 34(4): 347-350.

ANEXO

CONSENTIMENTO PARA PARTICIPAÇÃO NA INVESTIGAÇÃO

TÍTULO DA INVESTIGAÇÃO

comparar e avaliar a taxa de fluxo, o pH, a capacidade de tamponamento, os níveis de cálcio, de proteínas totais e de antioxidantes totais da saliva e a sua relação com as cáries dentárias; em crianças infectadas pelo VIH, em crianças infectadas pelo VIH que recebem uma terapia antirretroviral e em crianças saudáveis

INVESTIGADORES

Dr. Deepak José

Residente de pós-graduação,

Departamento de Pedodontia,

Instituto A.J. de Ciências Dentárias.

INTRODUÇÃO

Eu, Deepak Jose, vou fazer a minha dissertação para comparar e avaliar o caudal, o ph, a capacidade de tamponamento, o cálcio, as proteínas totais e os níveis de antioxidantes totais da saliva e a sua relação com a cárie dentária; em crianças infectadas pelo VIH, crianças infectadas pelo VIH que recebem terapia antirretroviral e crianças saudáveis, como parte da minha pós-graduação em pedodontia. O estudo tem como objetivo conhecer a relação entre as propriedades físico-químicas da saliva e a cárie dentária em crianças infectadas pelo VIH, crianças infectadas pelo VIH que recebem terapia antirretroviral e crianças saudáveis.

PRIVACIDADE E CONFIDENCIALIDADE

Os resultados do estudo podem ser publicados para fins científicos e/ou para grupos científicos. No entanto, o participante não será identificado. A privacidade e a confidencialidade dos participantes no estudo serão asseguradas.

POLÍTICA INSTITUCIONAL

O A.J. Institute of Dental Sciences fornecerá, dentro dos limites das leis do Estado de Karnataka, instalações e cuidados médicos aos indivíduos que sofram lesões em resultado da participação nos seus projectos. Se considerar que sofreu lesões físicas em resultado da sua participação neste estudo, pode contactar o investigador principal, Dr. Deepak Jose, ou o Dr. Sowmya B. guide e o Chefe do Departamento de Pedodontia.

CONTACTOS

Se tiver alguma dúvida sobre a investigação, pode contactar o Dr. Ramesh Pai, Diretor e Presidente do Comité de Ética, A.J. Institute of medical sciences, Mangalore-04. Em caso de emergência, pode contactar o Dr. Deepak Jose, estudante de pós-graduação, Departamento de Pedodontia, Instituto A.J. de Ciências Dentárias, Kuntikana, Mangalore-04, telefone n.º: 9741876676 ou a Dra. Sowmya B. Professor, Dept. of Pedodontics, A.J. Institute of Dental Sciences, Kuntikana, Mangalore-04, Telefone n:9880885518.

A sua decisão de participar ou não no estudo não afectará os cuidados habituais durante as suas relações actuais ou futuras com o hospital. É livre de interromper o estudo em qualquer altura e por qualquer motivo.

DECLARAÇÃO DE CONSENTIMENTO

Eu.. pai/mãe/tutor **da**
criança... com idade................. dou o meu
consentimento consciente para fazer parte do estudo acima, que está a ser
realizado no Departamento de Pedodontia e Medicina Dentária Preventiva, sem
quaisquer encargos financeiros.

1)   Assinatura/impressão digital do pai/mãe/tutor.

2) Nome e assinatura do investigador.

FORMULÁRIO DE RECOLHA DE DADOS

DEPARTAMENTO DE ODONTOPEDIATRIA E ODONTOLOGIA PREVENTIVA

INSTITUTO A.J. DE CIÊNCIAS DENTÁRIAS,

KUNTIKANA, MANGALORE

comparar e avaliar a taxa de fluxo, o pH, a capacidade de tamponamento, os níveis de cálcio, de proteínas totais e de antioxidantes totais da saliva e a sua relação com as cáries dentárias; em crianças infectadas pelo VIH, em crianças infectadas pelo VIH que recebem uma terapia antirretroviral e em crianças saudáveis

A infeção pelo VIH nas crianças provoca xerostomia e alterações nas propriedades físico-químicas da saliva, tais como o débito, o pH, a capacidade tampão, o nível de cálcio, o nível de proteínas totais e o nível de antioxidantes totais. Neste estudo, vamos correlacionar e comparar a associação entre as propriedades físico-químicas da saliva e a cárie dentária em crianças infectadas pelo VIH, crianças infectadas pelo VIH que recebem terapia antirretroviral e crianças saudáveis activas em termos de cárie

DADOS DO PACIENTE:-
Nome.............................
Idade.......................
Sexo.......................
Endereço....................
dmfs Score...........
Recolha de saliva estimulada da cavidade oral.................

Assinatura dos pais/encarregados de educação

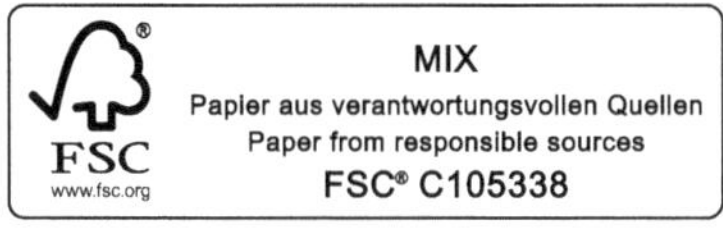

Printed by Books on Demand GmbH, Norderstedt / Germany